# In meinem Herzen die Trauer

## Ein Begleitbuch für schwere Stunden

Herausgegeben von
Lis Bickel und Daniela Tausch-Flammer



Herder
Freiburg · Basel · Wien

Gedruckt auf umweltfreundlichem,
chlorfrei gebleichtem Papier


Satz: Fotosetzerei G. Scheydecker, Freiburg im Breisgau
Druck und Bindung: Freiburger Graphische Betriebe 1998
ISBN 3-451-26540-0

# Inhalt

# Zum Geleit

Aus unserer eigenen Erfahrung der Trauer wissen wir, daß in der schweren Zeit nach dem Verlust eines geliebten Menschen die Begleitung durch Freunde sehr hilfreich und notwendig ist. Dennoch wissen wir auch, daß sich viel Heilendes in der Stille vollzieht, daß die Natur, das Hören von Musik und die innere Verarbeitung durch Gelesenes noch einmal ganz andere Schichten in uns berühren.

Die vorliegenden Texte möchten Trauernde auf ihrem Weg begleiten. Die Einführungen in die Kapitel möchten Ihnen verschiedene Dimensionen in der Zeit des Verlustes nahebringen. Die jeweils darauffolgenden *lyrischen* Texte möchten Sie in die tieferen Schichten Ihres eigenen Seins führen, in denen wir von dem Heilenden berührt werden können.

Wir würden uns wünschen, daß Sie die Texte in einer eher meditativen Form lesen und auf sich wirken lassen. Es wäre schön, wenn diese Texte Sie so lange begleiten, wie sie für Sie hilfreich sein können.

April 1997

*Lis Bickel*
*Daniela Tausch-Flammer*

# „Und Trost ist nicht, da du mein Trost gewesen ..."

## *Vom Trost und vom Trösten*

> Man sollte stolz auf den Schmerz sein – jeder Schmerz ist eine Erinnerung unseres hohen Ranges.
>
> *Novalis*

Spüren wir den Wörtern Trost, Tröstung, Getröstetsein nach, so empfinden viele Menschen diesen Wörtern gegenüber Ablehnung und Widerstand. In einigen von uns mögen unangenehme Erinnerungen und Erlebnisse aufsteigen.

Wir haben diesen Begriffen gegenüber vielfach negative Assoziationen. Eine Frau in einem Trauerseminar erzählte zum Beispiel: „Da kam meine Schwester einfach daher und sagte zu mir: ‚Weißt du, ich habe meinen Mann schon vor zweiundzwanzig Jahren verloren. Du hast deinen ja so lange gehabt. Dafür mußt du nun einfach dankbar sein.' Meine Schwester wollte mich mit ihren Worten sicherlich trösten, aber ich habe jahrelang Ärger in mir gegen sie verspürt."

Ein anderer Seminarteilnehmer berichtete:

„Zweimal die Woche kam der Pfarrer zu mir. Er hatte wohl das Gefühl, er müsse sich um mich kümmern. Er sprach mir dann *gut zu* und wollte mich trösten, indem er mir von den Zusicherungen der Bibel erzählte. Ich wollte aber von alldem nichts hören. Ich hatte auch kein Bedürfnis, zu sprechen. Wenn ich ehrlich bin, wollte ich in dieser Zeit einfach stumm in meinem Schmerz bleiben. Einmal sagte er sogar zu mir, er könne verstehen, daß ich so wütend sei. Ich war erbost darüber und sagte ihm das auch. Er hatte nämlich seine Frau und seine beiden Kinder noch und war kerngesund. Wie konnte er davon sprechen, daß er mich verstehen könne."

Wenn wir das Wort *Trost* in der Bedeutung von Vertrauen (im Englischen *trust*) oder Zuversicht verstehen, können wir uns ganz gut auf seinen Inhalt einlassen, denn welcher Trauernde könnte nicht von sich sagen, daß er eine große Sehnsucht nach Vertrauen und Zuversicht in sich hat. Anders reagieren wir auf Bedeutungen wie Aufrichtung, Hilfe, Linderung oder Zuspruch. Wir assoziieren hier schnell, daß jemand der Gebende, der Spendende sein will und wir die (gehorsamen) Empfänger sein sollen. Wir haben in diesem Fall das Gefühl, es würde uns, gegen unseren Willen, etwas *übergestülpt* oder aufgezwungen, das wir im Grunde weder empfinden noch nachvollziehen können. Darauf aber reagieren Trauernde mit Recht sehr negativ, denn es ist und bleibt immer ein *billiger Trost,* der der Tatsächlichkeit ihres Verlustes nicht gerecht wird. Wir wissen heute, daß wir im Umgang mit dem Wort *Trost* wesentlich vorsichtiger und bescheidener sein müssen. Denn, und das ist wohl die entscheidende Einsicht, Trost können wir nicht machen, spenden oder bringen. Tröstung kann sich ereignen, kann geschehen als ein Akt der Gnade und ist rein intellektuell ebensowenig verstehbar wie das Einströmen und Erleben von Gnade. Wir können erkennen, daß sich unser Inneres in Momenten wirklichen Getröstet-Seins weitet und weicher wird, daß die Härte und Schärfe des Schmerzes abnimmt, sanfter wird. Wir erleben uns gehalten, eingebettet und getragen.

Eine wesentliche Voraussetzung für eine solche Erfahrung ist, daß wir den Mut zum Schmerz und zum Ungetröstet-Sein haben, daß wir uns dem *Dunklen,* das wir nicht verstehen und annehmen können, öffnen und hingeben.

Manchmal haben wir dann das Gefühl, der Schmerz brächte uns um oder wir fielen in einen bodenlosen Abgrund oder die *dunkle Nacht der Seele* schlüge über uns zusammen. Diese Hingabe an das *Unmögliche* läßt uns auf dem tiefsten Grund der Seele ankommen. Hilfreich zum Verständnis dieses Geschehens mag das Bild eines Wasserstrudels in einem Fluß oder im Meer sein. Der Strudel zieht einen Menschen oder ein Objekt mit unwiderstehlicher Macht hinab. Alles Wehren hilft nichts. Und je weniger wir uns wehren, desto schneller zieht er uns hinab, hinunter bis zu gerade jener Tiefe und jenem Mittelpunkt, der uns mit großer Kraft wieder zurückschleudert. Zurück ins Helle, ins Licht, ins Leben.

Jemand, der einem anderen, der des Trostes bedürftig ist, begegnet, ist zu unbedingter Wahrhaftigkeit und gleichzeitig zu großer Bescheidenheit aufgerufen. Alles, was ich weitergebe, muß ich entweder selber erfahren haben, oder in dem Mitgeteilten muß die Echtheit einer Erfahrung eines anderen noch deutlich zu spüren sein. Ich muß bereit sein, mich gefühlsmäßig auf den anderen einzulassen und mich auch von seinem Schmerz betroffen machen lassen. Jede Wahrhaftigkeit, die sich zwischen Menschen ereignet, berührt und verwandelt.

Wenn ein Mensch einem anderen Trost vermitteln kann, dann ist das ein Akt der Gnade, die sich darin äußert, daß ein Mensch dem anderen wahrhaft glauben kann.

*Ja, ich glaube dir.*
*Ich glaube dem, was ich da finde.*
*Ja, ich glaube und vertraue dem, was du mir vermittelst.*

Ein Trauernder wird aber in keinem Falle einfach durch *Worte* getröstet sein. Wenn es gelingt, daß eine menschliche Begegnung sich in der Tiefe berührt, dann kann etwas in uns versöhnter, ausgesöhnter, getrösteter sein.

Durch die heute sehr viel stärker gewordene Individualisierung der Menschen ist die Wirkkraft einer allgemeinen, kollektiven Tröstung weitgehend aufgehoben. Das traditionelle Angebot von Trost oder tröstenden Worten hat oftmals keine Kraft mehr und kann darum den einzelnen als leidendes Individuum nicht mehr erreichen. Sehr oft erleben wir, daß die *gespendeten Worte* auch deshalb keine

Kraft mehr haben, weil sie vom eigentlichen Fühlen und der persönlichen, authentischen Erfahrung nicht mehr belebt oder beseelt sind.

Formelhafter Trost ist oftmals seelenloser Trost und kann das Innere des Menschen nicht erreichen, er verletzt vielmehr und macht einsamer.

Was uns Trost schenken kann, sind Bilder der Hoffnung, in denen wir eine letztendliche Unzerstörbarkeit unserer Beziehung zu dem Geliebten spüren. Es sind Bilder, die uns vermitteln, daß es einen Kern, ein Wesentliches, eine Seele und einen Geist gibt, die die hinfällige stoffliche Existenz überdauern.

In diesem Sinne spricht der Theologe Heinz Kappes in seinen Ansprachen nicht von den Toten oder Gestorbenen, sondern von den Verewigten.

Wenn es uns gelingt, darauf zu vertrauen, daß letztendlich alles in eine große, gütige Ordnung eingebettet ist und von einer liebenden Kraft bewahrt und gehalten wird, können wir darin Tröstung erleben. Diese Bilder, die uns trösten können, werden immer Aspekte eines zukünftigen Lebens oder Seins in sich tragen.

Eine der schweren Erfahrungen ist, daß die Augenblicke, in denen wir uns getröstet fühlen, in denen wir ankommen und alles weich und gut in uns wird, am Anfang nur kurze, vorübergehende Augenblicke sind.

Wenn dieses *Licht* wieder verblaßt und weniger wird, erscheint uns der Schmerz oft noch grausamer, die Dunkelheit noch tiefer. Wir müssen häufig lange warten, bis sich der nächste *Lichtblick* wieder ereignen kann. Nur selten wird es uns geschenkt, daß die Tröstung eine so große Tiefe und Leuchtkraft hat, daß sie über lange oder längere Zeit ungebrochen in uns bleibt und uns trägt.

Im Rückblick auf diese Zeit der Trauer nach dem Tod eines nahen geliebten Menschen kann es dann allerdings sein, daß diese heilenden, tröstenden Einbrüche des Lichtes viel stärker und dauerhafter in uns bewahrt bleiben als die dunklen trostlosen Seiten dieser Zeit.

Wir glauben, daß es nicht die Zeit ist, die Wunden heilt.

Rainer Maria Rilke drückt das so aus:

*Die Zeit „tröstet" ja nicht, wie man oberflächlich sagt, sie räumt höchstens ein, sie ordnet ...*

Besonders alte oder ältere Menschen erleben es oft: die Zeit vergeht, es vergehen Jahre, und die erwartete *Tröstung* hat sich immer noch nicht eingestellt. Sie sind dann untröstbar.

Häufig sind es innere Entwicklungen, neue Inhalte, Begegnungen mit Menschen, die uns erweitern, Auseinandersetzungen mit uns selbst und den großen Themen des Lebens, die sinnfördernd oder sinngebend sind und damit heilen und trösten.

Wir möchten dieses Kapitel mit dem oben genannten Zitat von Rilke, aus einem Brief an die Gräfin von Sizzo, beschließen.

*Nicht sich trösten wollen über einen Verlust, müßte unser Instinkt sein, vielmehr müßte es unsere tiefe schmerzhafte Neugierde werden, ihn ganz zu erforschen, die Besonderheit, die Einzigkeit gerade dieses Verlustes, seine Wirkung innerhalb unseres Lebens zu erfahren, ja wir müßten die edle Habgier aufbringen, gerade um ihn, um seine Bedeutung und Schwere, unsere innere Welt zu bereichern ... Ein solcher Verlust ist, je tiefer er uns trifft und je heftiger er uns angeht, desto mehr eine Aufgabe, das nun im Verlorensein hoffnungslos Betonte, neu, anders und endgültig in Besitz zu nehmen: dies ist dann unendliche Leistung, die alles Negative, das dem Schmerz anhaftet, alle Trägheit und Nachgiebigkeit, die immer einen Teil des Schmerzes ausmacht, auf der Stelle überwindet, dies ist tätiger, innen wirkender Schmerz, der einzige, der Sinn hat und unser würdig ist.*

# Allein

## *Von der Einsamkeit und vom Alleinsein*

Doch allein heißt wörtlich
All-eins und meint
Eins-sein mit allem.

*Thorwald Dethlefsen*

„Niemals zuvor habe ich mich so allein gefühlt. Vielleicht habe ich nicht einmal geahnt, wie abgründig tief dieses Gefühl des Alleinseins sein kann. Vielleicht habe ich mich als Kind manchmal ähnlich einsam gefühlt, aber damals wußte ich ja noch nicht, wie nah sich Menschen kommen können, wie nah sich ihre Seelen und ihr Sein berühren können. Damals kannte ich Dich ja noch nicht. Als ich eine junge Frau war, trafen wir uns dann. Wir waren uns in vielen Augenblicken so nah, so nah …, so innig verbunden.

Nun bist Du fort, bist einfach nicht mehr bei mir. Ich spüre dieses Alleinsein wie eine große dunkle Wolke, die mich einhüllt. Auch wenn andere da sind, fühle ich mich von ihnen wie durch einen dichten Nebel getrennt. Vielleicht berühren mich ihre Hände, vielleicht umarmen sie mich sogar, aber ich spüre sie kaum, obgleich ich mich auch danach sehne.

Es gibt aber auch andere Zeiten, Stunden, Nächte, da spüre ich Dich, spüre, wie Du hineinragst in mein Alleinsein, und dann ist mir nichts so gut und wertvoll wie dieses Alleinsein mit Dir. Alle anderen Menschen möchte ich dann fortschicken, sie stören mich dann in meinem Alleinsein. In solchen Augenblicken habe ich das Gefühl, daß mein Alleinsein mein kostbarster Schatz ist, den ich um alles in der Welt nicht hergeben möchte, weil es Dich in sich birgt.

Am schwersten wird mir das Alleinsein, wenn ich mich von anderen Menschen vergessen und verlassen fühle und es nicht mehr aushalten kann. Wie weit ist mir dann der Weg zu den anderen! Wie schwer fällt es mir dann, zu bitten: ach komm doch bitte zu mir, ich brauche dich. Insgeheim bin ich manchmal verärgert und denke, die anderen müßten doch wissen, wie es mir geht, und daß ich jemanden brauche.

Aber ich weiß, es ist oft die Angst, die Unsicherheit und Scheu, die die anderen Menschen daran hindert, den Weg zu mir zu finden. Ich will es deshalb immer wieder wagen, mich zu bekennen und zu sagen: *Komm bitte zu mir, ich fühle mich so allein.*"

Aus einer Tagebuchnotiz vom 4. Dezember:

„In einer kleinen, altertümlichen Stadt in Frankreich befindet sich ein sogenanntes Hotel-Dieu, ein völlig erhaltenes, mittelalterliches Hospiz. In einem der großen Säle hängt ein sehr großer Wandteppich.

Auf diesem Teppich ist immer und immerwiederfort nur ein einziges Wort eingewebt. Der ganze Teppich besteht nur aus der schier endlosen Wiederholung dieses einen Wortes. Es ist ein Klagewort, es ist ein Klageteppich, ein Gewebe aus Klagen.

SEUL SEUL SEUL SEUL SEUL SEUL SEUL SEUL SEUL SEUL SEUL steht dort, Zeile um Zeile, und das heißt:

ALLEIN ALLEIN ALLEIN ALLEIN ALLEIN ALLEIN ALLEIN ALLEIN ALLEIN

immer so fort.

Ein Mann hat diesen Teppich herstellen lassen, um seinem Gefühl des Schmerzes über den Tod seiner Geliebten Ausdruck zu geben.

Ja, auch ich habe heute das Gefühl, als gäbe es in Wirklichkeit tatsächlich nur immer dieses eine, einzige Gefühl zu wiederholen: „Du bist nicht mehr bei mir."

*Ich bin nun allein, ich fühle mich verlassen und alleingelassen* ist wohl eines der erschütterndsten Gefühle in der Zeit des Verlustes eines nahen, geliebten Menschen. Dieses Gefühl stellt sich auch dann ein, wenn der Trauernde sehr wohl weiß, da sind noch die anderen: meine Kinder, meine Eltern, meine Freunde ... Dieses Empfinden des Alleinseins ist ein ganz unmittelbares, es ist, als sei ein Teil von mir, meine zweite Hälfte, fortgegangen.

Eine Mutter von drei Kindern, die ihren Mann durch einen plötzlichen Tod verlor, drückte das so aus: „Manche Leute sagen zu mir: ‚Du hast ja noch deine Kinder!' Aber das tut mir sehr weh. Als könne der eine den anderen ersetzen. Natürlich habe ich noch meine Kinder, und das ist auch gut so, weil ich sonst gar nicht mehr wüßte, wozu ich noch leben soll. Aber daß mein Mann gestorben ist, das gibt mir das Gefühl, als sei ich nun ganz und gar allein."

Dieses Gefühl, alleine zurückgeblieben zu sein, ist für viele unsagbar schwer auszuhalten. Für manche Menschen ist das so unerträglich, daß sie, um das Leben überhaupt noch ertragen zu können, Ablenkung von diesem *vernichtenden* Gefühl brauchen. Sie suchen andere Menschen, einen schnellen Wechsel von Erlebnissen, oder sie stürzen sich ins Vergessen durch intensive Arbeit. Andere wieder wechseln fieberhaft von einem Zustand der totalen Zurückgezogenheit in Phasen der Betriebsamkeit und Hektik. Alle Lösungsversuche scheinen im ersten Moment Linderung zu bringen, aber es stellt sich eben doch immer wieder das Gefühl des Alleinseins ein.

Es ist wichtig, daß wir uns der Einsicht öffnen, daß alle möglichen Verhaltensweisen von Menschen in der Zeit der Trauer richtig sein können und daß es Außenstehenden auf keinen Fall zusteht, über *richtiges* und *falsches* Trauern zu urteilen. Die Mehrzahl der Menschen erlebt wohl beides: Perioden des Bedürfnisses nach Rückzug und Alleinsein und andere Phasen, in denen die Nähe von anderen eine gewisse Linderung und auch Ablenkung bringen kann.

Wohl in keiner anderen Zeit als in der Zeit der Trauer

um ein geliebtes Wesen haben viele Menschen so stark das Bedürfnis, immer wieder mit sich selbst allein zu sein. Besonders in der ersten Zeit erleben manche von ihnen, wie sie es oft nur für ganz kurze Zeit aushalten, mit anderen Menschen zusammen zu sein. Das Alleinsein gibt wenigstens das Gefühl des Bei-sich-Seins, des Bei-sich-selbst-zu-Hause-Seins. Die eigenen, inneren Erlebnisse, die Gefühle und ihre Schwankungen nehmen so gefangen, daß zumeist gar kein Raum für *Gemeinsames* mit anderen ist.

*Im Alleinsein kann ich dann wenigstens mit meiner Trauer sein, und ich fühle mich nicht gestört, mit dir in all meinen Erinnerungen zusammen zu sein.*

Unzählig verschiedene Erlebnisse und Erfahrungen machen Trauernde in diesen Perioden des Alleinseins. Stunden, Tage, vor allem Nächte sind erfüllt von nie gekannten Einsamkeitserlebnissen. Diese Gefühle können so stark sein, daß die Betroffenen glauben, Einsamkeit und Trauer würden sie fast vernichten. Sie haben den Eindruck, daß ihre ganze Person in Frage gestellt und aufgehoben wird. *Ohne dich habe ich das Gefühl, nichts mehr zu sein.*

Mit diesem Bedürfnis, viel alleine zu sein, öffnet sich der Mensch der Erfahrung des Schweren. Er begegnet der Tiefe der Trauer, von der er häufig das Gefühl hat, daß sie solch eine Kraft und Gewalt hat, daß sie ihn beinahe zu vernichten droht.

Tatsächlich erfährt der Mensch in der Trauer verschiedene Arten des *Nicht-Seins*. Mein Leben, meine Existenz, meine Identität, alle meine Werte, alles das, was mir bisher Sinn gegeben hat, ist bedroht. Ein Teil, manchmal ein sehr großer Teil, meines Ichs wird vernichtet. *An Deinem Tod sterbe ich meinen eigenen Tod im Leben.*

Es ist schwer, sich diesem Erleben auszusetzen, und nicht zu jeder Zeit ist es möglich, dieses Gefühl auszuhalten. In der Nähe anderer Menschen ein wenig Halt und Verbundenheit finden ist dann oft eine große Erleichterung.

Nah bei dieser Erfahrung des *Nicht-Seins* kann sich eine ganz andere Erfahrung ereignen. Da wo das Ich eine gewisse Vernichtung erfährt, da wo wir es loslassen, etwas sein oder scheinen zu wollen, stark oder tapfer, vernünftig oder klug zu sein, ja wo wir es aufgeben, uns selber Halt und Trost geben zu wollen, da erleben wir, daß wir Halt haben. Neben aller weiterhin existierenden Trauer, allem Schmerz stellen sich ganz andere, erst einmal kaum verständliche Gefühle ein. Auf dem tiefsten Boden des Abgrunds von Schmerz und Leid erleben manche Menschen mit einem Male Gefühle der Ruhe und des Friedens, der Gelassenheit, Gefühle des Trostes, ja sogar bis hin zu Gefühlen der Freude, des Glückes, der Seligkeit, der Erfülltheit, des Sinnes und der Geborgenheit. Gefühle, die wir nicht begreifen können. Das, was wir nie mehr erwarteten, gerade das, wovon wir glaubten, daß es für immer und ewig von uns gegangen sei, ereignet sich. Es geschieht uns, es widerfährt uns, ohne daß wir etwas dazugetan hätten. Es ist Geschenk, was sich da ereignet, es ist ein Einbruch der Gnade, für die wir uns im höchsten Falle *öffnen* können, die wir aber niemals herbeifördern können. Gnade ist – und ereignet sich. Gnade wird empfangen, sie kann niemals *gemacht* oder willentlich herbeigeführt werden. Der Gnade gegenüber sind wir immer Empfangende. Es mag eine innere Haltung, eine Bereitschaft, eine Empfängnisbereitschaft für diese Gnade der Tröstung geben. Es ist die Bereitschaft, das Alleinsein auszuhalten, sich ihm auszusetzen, sich von ihm ergreifen und wandeln zu lassen. Aber auch diese Haltung kann nicht erzwungen werden, wir können sie nicht von uns erwarten und auch nicht wie eine Schulaufgabe leisten.

Oftmals ereignet sich dieser Einbruch der Gnade auch in dem Erleben, daß sich die Abtrennung vom Übrigen, von Menschen und Dingen, aufhebt. Die Besonderheit meines *Eigen-Seins* hebt sich auf, und ich komme damit in das Erleben der All-Verbundenheit, des *All-eins-Seins*. Die Unterscheidungen und Abgrenzungen zum *Fremden* lösen sich auf, heben sich ein Stück weit auf. Für eine Weile hebt uns die Gnade in den mystischen Zustand der All-Geborgenheit und All-Verbundenheit, die angstfrei, voller Frieden und Heil ist.

Für Augenblicke erleben wir: *Alles ist gut so, wie es ist.*

Von diesem Empfinden der Allgeborgenheit sprechen uns die wunderbaren Gedichtzeilen von Hermann Hesse:

*So mußt du allen Dingen*
*Bruder und Schwester sein,*
*Daß sie dich ganz durchdringen,*
*Daß du nicht scheidest Mein und Dein.*

*Kein Stern, kein Laub soll fallen –*
*Du mußt mit ihnen vergehn!*
*So wirst du auch mit allen*
*Allstündlich auferstehn.*

◆

## Die schwersten Wege

Die schwersten Wege
werden alleine gegangen,
die Enttäuschung, der Verlust,
das Opfer,
sind einsam.
Selbst der Tote der jedem Ruf antwortet
und sich keiner Bitte versagt
steht uns nicht bei
und sieht zu
ob wir es vermögen.
Die Hände der Lebenden die sich ausstrecken
ohne uns zu erreichen
sind wie die Äste der Bäume im Winter.
Alle Vögel schweigen.
Man hört nur den eigenen Schritt
und den Schritt den der Fuß

noch nicht gegangen ist aber gehen wird.
Stehen bleiben und sich Umdrehn
hilft nicht. Es muß
gegangen sein.

Nimm eine Kerze in die Hand
wie in den Katakomben,
das kleine Licht atmet kaum.
Und doch, wenn du lange gegangen bist,
bleibt das Wunder nicht aus,
weil das Wunder immer geschieht,
und weil wir ohne die Gnade
nicht leben können:
die Kerze wird hell vom freien Atem des Tags,
du bläst sie lächelnd aus
wenn du in die Sonne trittst
und unter den blühenden Gärten
die Stadt vor dir liegt,
und in deinem Hause
dir der Tisch weiß gedeckt ist.
Und die verlierbaren Lebenden
und die unverlierbaren Toten
dir das Brot brechen und den Wein reichen –
und du ihre Stimmen wieder hörst
ganz nahe
bei deinem Herzen.

*Hilde Domin, Gesammelte Gedichte*

IM GRUNDE, und gerade in den tiefsten und wichtigsten Dingen, sind wir namenlos allein, und damit einer dem andern raten oder gar helfen kann, muß viel geschehen, viel muß gelingen, eine ganze Konstellation von Dingen muß eintreffen, damit es einmal glückt.

*Rainer Maria Rilke, Briefe*

20. April

MERKWÜRDIG, daß der Witwenstand, ganz abgesehen von dem persönlichen Verlust und dem persönlichen Alleinbleiben, als eine Art von Demütigung fast überall empfunden wird. Familienstand: ledig, verheiratet, geschieden, verwitwet, nicht Zutreffendes zu durchstreichen, ich kenne keine Frau, die das Wwe. als einen Ehrentitel empfände. Es scheint schon dem Überlebenden etwas Anrüchiges anzuhaften, etwas von üblem Lebenswillen und Lebenstrotz, zugleich auch etwas Verächtliches – sie hat ihren Mann verloren, wir haben unsere Männer noch, fahren zusammen ins Grüne, gehen zusammen durch die Straßen, das kommt doch nicht von ungefähr. Tatsächlich haftet jeder Witwe etwas von einer Gattenmörderin an. Weswegen sie denn auch, immer vorausgesetzt, daß sie keine eigene Arbeit, keinen eigenen Freundeskreis hat, gestraft wird mit Vernachlässigung, gnadenhaften Einladungen, aber es gibt, dank der höheren Lebenserwartung der Frauen, so viele Witwen, so viele Bruchstücke, mit denen man sich sein Wohnzimmer nicht voll setzen mag. Sie sind zudem selten ganz normal, vielmehr sonderbar, sprechen ununterbrochen von ihrem Verewigten, oder überhaupt nicht, sehen sich aber auch dann mit Gieraugen um, sagt doch etwas, sprecht über *ihn*, er kann doch für euch nicht ganz tot sein, wie oft hat er hier gesessen oder gestanden, die Hände in den Taschen, an eure Bücherwand gelehnt. Warum tut ihr so, als ob es ihn nie gegeben hätte, warum erkundigt ihr euch nicht, wie ich alleine zurechtkomme, ich komme niemals zurecht.

*Marie Luise Kaschnitz, Wohin denn ich*

JEDEN TAG bin ich dem Freund dankbar, der es aussprach, daß Trauer isoliert. Er meinte damit nicht nur, daß ich, der Trauernde, von euch Glücklichen isoliert bin. Er meinte damit auch, daß *geteilte* Trauer die Menschen, die sie miteinander teilen, voneinander isoliert. Obwohl wir im Trauern verbunden sind, trauern wir doch verschieden. So wie jeder Tod seinen eigenen Charakter hat, so hat auch jede Trauer über einen Tod ihren eigenen Charakter – ihr eigenes Gepräge. Wie sich eines jeden Kummer entwickelt, müssen wir jedem selbst überlassen, ohne darüber zu urteilen. Ich mag es eigentümlich finden, daß du heute nasse Augen hast, aber gestern, als ich in Tränen war, trockene. Aber mein Kummer ist nicht dein Kummer.

*Nicolas Wolterstorff, Klage um einen Sohn*

NUR DIE VERGESSLICHE LUFT
Die sich zu allem hergibt
Gab sich mir her zum Haus
Empfing mich mit singenden Drähten und Reiseschwalben
Steckte mir die verlorene Feder ins Haar.

*Marie Luise Kaschnitz, Überallnie*

DIE EINSAMKEIT bzw. das Einsamkeitsgefühl ist immer mit der realen oder auch nur der vorgestellten, phantasierten Verbindung zu einem Menschen, zu einem liebenden Menschen verknüpft. Der sich einsam fühlende Mensch hat eine wenn auch manchmal nur noch vage Erinnerung daran, wie eine solche Beziehung gewesen ist, und liegt sie auch viele Jahre zurück. Desgleichen kennt er die Sehnsucht nach ihrer Wiederherstellung, entsprechende Bilder tauchen auf, Hoffnungen verknüpfen sich damit, auch wenn sie häufig aus Angst vor erneuter Enttäuschung kaum noch zugelassen werden. Diese Einsamkeitsgefühle enthalten jedoch trotz vieler Verzweiflung etwas Lebendiges, das sich auf meine Zukunft richten kann. Die Sehnsuchtsbilder der Einsamkeit verweisen auf Möglichkeiten zur Lösung dieses belastenden Zustandes.

Von diesem Einsamkeitsgefühl ist, wenn auch häufig damit verknüpft, das Gefühl der Leere und der Sinnlosigkeit des Lebens überhaupt zu unterscheiden. Wir wissen aus vielfacher klinischer Erfahrung, daß Menschen, die unter diesem Leeregefühl leiden, noch viel früher in ihrer Entwicklung durch Abbruch lebenswichtiger Beziehungen schwer beeinträchtigt wurden als solche, die unter Einsamkeit und meist dazukommenden Depressionen leiden. Leere und Sinnlosigkeit erwachsen aus Erfahrungen, die nie oder viel zuwenig von liebender mütterlicher Wärme, streichelnder Hand und zarter Berührung geprägt wurden. Hier sind auch die Bilder der Sehnsucht kaum noch zu erreichen, das Leben hat einen mechanischen Ablauf genommen, der fast um jeden Preis aufrechterhalten wird.

So positiv es einerseits zu beurteilen ist, daß im Einsamkeitserleben immer auf Beziehungen zurückgeblickt werden kann, so belastend ist dies andererseits: Der in diesem Sinne Einsame bleibt abhängig, er kann sich aus diesen Beziehungen nicht lösen, eigentlich müßte man sagen, nicht befreien, sie binden ihn und blockieren sein Leben. Deshalb ist der Einsame nicht in der Lage, allein zu sein, und sucht tausenderlei Möglichkeiten, seine Einsamkeit zu überspielen, sie nicht zu erleben.

*Theodor Seifert, Wachstum ist Alleinsein*

Es ist das Beste im Leben, daß jeder alles in sich selbst hat: sein Schicksal, seine Zukunft, seine ganze Weite und Welt. Nun gibt es freilich Momente, wo es schwer ist, in sich zu sein und innerhalb des eigenen Ichs auszuhalten; es geschieht, daß man gerade in den Augenblicken, da man fester und – fast müßte man sagen – eigensinniger denn je an sich festhalten sollte, sich an etwas Äußeres anschließt.

*Rainer Maria Rilke, Lektüre für Minuten*

Es gibt Formen des Leidens, die zum Verstummen zwingen, in denen kein Gespräch mehr möglich ist, in denen der Mensch aufhört, als menschliches Subjekt zu reagieren...

Es gibt Schmerzen, die die Menschen blind und taub machen. Das Fühlen für andere stirbt, das Leiden isoliert den Menschen, es bezieht ihn nur noch auf sich selber. Die Anziehungskraft des Todes wächst in solchen Situationen – außer, daß es enden möge, kann man dann nichts mehr wünschen...

Wir können versuchen, diese Grenze der Sprache einige Schritte zu verrücken, indem wir auf das achten, was in den Berichten extremen Leidens an Sinngebung, an Menschlichkeit erscheint, aber wir können sie sowenig aufheben wie die Grenze des Todes. Die Achtung vor denen, die in extremis leiden, gebietet das Schweigen...

Die Teilziele der Aufhebung des Leidens können nicht differenziert werden, daher bleibt das Verhalten rein reaktiv, selbst die Wünsche sind verstümmelt. Es gibt Leiden, die kein Mensch auf die Dauer aushalten kann: entweder er verdrängt, stumpft äußerlich ab und bleibt so stumm wie zuvor – oder er wird krank – oder er beginnt am Leiden zu arbeiten.

*Dorothee Sölle, Leiden*

Das Allerschwierigste in unserem Leben ist daher zugleich das Allernötigste: die Flucht zu anderen aufzugeben und den unerbittlichen, den schrecklichen Moment der Einsamkeit zu akzeptieren, in dem es allein möglich ist, sich ohne Verstellungen und Ablenkungen von Angesicht zu Angesicht gegenüber zu treten. Um die Wahrheit des eigenen Lebens kennenzulernen, müssen die fremden Stimmen zum Schweigen gebracht werden. Nicht was die anderen meinen und raten, loben und tadeln, sondern was wirklich in uns liegt, entscheidet.

*Eugen Drewermann, Das Markusevangelium, Erster Teil*

ICH GLAUBE, daß fast alle unsere Traurigkeiten Momente der Spannung sind, die wir als Lähmung empfinden, weil wir unsere befremdeten Gefühle nicht mehr leben hören. Weil wir mit dem Fremden, das bei uns eingetreten ist, allein sind; weil uns alles Vertraute und Gewohnte für einen Augenblick fortgenommen ist; weil wir mitten in einem Übergang stehen, wo wir nicht stehen bleiben können...

Und darum ist es so wichtig, einsam und aufmerksam zu sein, wenn man traurig ist: weil der scheinbar ereignislose und starre Augenblick, da unsere Zukunft uns betritt, dem Leben so viel näher steht als jener andere laute und zufällige Zeitpunkt, da sie uns, wie von außen her, geschieht. Je stiller, geduldiger und offener wir als Traurige sind, um so tiefer und um so unbeirrter geht das Neue in uns ein, um so besser erwerben wir es, um so mehr wird es *unser* Schicksal sein, und wir werden uns ihm, wenn es eines späteren Tages *geschieht* (das heißt: aus uns heraus zu den anderen tritt), im Innersten verwandt und nahe fühlen.

*Rainer Maria Rilke, Briefe*

JEDER VON UNS hat schon jene quälende Einsamkeit erfahren müssen, die in tiefe Depression versetzen kann und die bewirkt, daß der Mensch sich von allen Gütern dieser Welt, von allen Hoffnungen getrennt fühlt. Doch diese mit Recht gefürchtete Einsamkeit oder Verlassenheit ist nur die dunkle, negative Seite des Zustandes des Alleingelassenseins. Einsamkeit weist auch lichte Aspekte auf. Denn es gibt nicht minder einen Zustand, den man mit „selige Einsamkeit" bezeichnen könnte und der uns die von allen leidvollen Gegensätzen verschonten Tiefenschichten unseres Daseins erschließt. An diese Art von Einsamkeit mag C. G. Jung gedacht haben, als er schrieb: „Einsamkeit ist für mich eine Heilquelle, die mir das Leben lebenswert macht."

*Alfons Rosenberg, Allein mit Mozart*

Das Auf und das Ab, die Höhen und die Tiefen, das Helle und das Dunkle, der Kampf zwischen Verzweiflung und Hoffnung, zwischen Müdigkeit und Mut – das sind Bewegungen, die in den schönsten Psalmen des Alten Testaments mit kräftigen, ebenso erschütternden wie befreienden Worten beschrieben werden. Ich danke es Erich Fromm – noch einem „ungläubigen Juden" –, daß er mir in der Zeit, in der ich die schlechte Einsamkeit kennenlernen mußte, empfohlen hat, einige Psalmen zu lesen, immer wieder zu lesen, möglichst laut. Der Tod ist schweigsam. Er verschlägt uns die Sprache. Nur wenn wir gegen ihn anreden, nur wenn wir den Dialog mit den Toten in uns fortsetzen, bleibt etwas, was er uns nicht nehmen kann.

Pablo Neruda, Psalmist der Gegenwart, hat in seinen „Letzten Gedichten" zwei kleine Zeilen geschrieben, die ich mir oft vorsage: „Es war so schön zu leben, da du lebtest." Dieses „da du lebtest" kann bedeuten: „während du lebtest"; es kann aber ebensogut heißen: „weil du lebtest". Nimmt man die beiden Buchstaben in diesem Sinne, so vermögen sie etwas Dankbarkeit in die Traurigkeit zu mischen.

*Hans Jürgen Schultz, Die Trauer ist ein Vogel mit verwundeten Flügeln*

Religion ist, was wir mit uns tun, wenn wir allein mit uns sind. In jedem von uns ist ein geheimes Heiligtum, in das niemand eindringen kann und in das wir uns so oft wie möglich zurückziehen müssen, um unser wahres Selbst zu finden. Die meisten von uns betrügen sich selbst; nur ständiges Nach-innen-Schauen bedeutet Rettung. Stille Einkehr ist ein wesentlicher Teil aller göttlichen Verehrung. Im Buche der Offenbarung steht ein eindringlicher Satz: Als der Seher die Engel betrachtete, die vor Gottes Thron beteten, „ward es still im Himmel, wohl eine halbe Stunde lang". Die Klänge der Musik verstummten; die Stimmen des himmlischen Chores wurden still. Doch diese Stille war nicht tot, sondern voll von pulsierendem Leben, als die Engel nicht weitersprachen und in der Stille warteten, um die Stimme des Geistes zu hören. In solcher Stille kommen wir der wahren Natur des Seins nahe, werden wir uns bewußt, wie wir unser Leben dem Göttlichen darbieten können.

*Sr. Lucia, Mit großen Denkern das Leben meistern*

DENN NUR DEM EINSAMEN wird offenbart,
und vielen Einsamen der gleichen Art
wird mehr gegeben als dem schmalen Einen.
Denn jedem wird ein andrer Gott erscheinen,
bis sie erkennen, nah am Weinen,
daß durch ihr meilenweites Meinen,
durch ihr Vernehmen und Verneinen,
verschieden nur in hundert Seinen
ein Gott wie eine Welle geht.

*Rainer Maria Rilke*

# Schmerz und Klage

## *Von den vielfältigen Gefühlen*

> Warum tut ihr so,
> als ob es ihn nie gegeben hätte,
> warum erkundigt ihr euch nicht,
> wie ich alleine zurechtkomme,
> ich komme niemals zurecht.
>
> *Marie Luise Kaschnitz*

Schmerz ... Wut ... Ärger ... und Zorn ..., sind das Gefühle, die Trauernde haben?

Trauernde erleben neben anderen Empfindungen oft starke Gefühle der Wut und des Ärgers, des Zorns und sogar des Hasses. Häufig stehen sie selber hilflos und beschämt vor diesen inneren Empfindungen oder deren Ausbruch. Sie empfinden ihren eigenen Gefühlen gegenüber Verwirrung und Ablehnung. Normalerweise wollen sie diese *negativen* Gefühle nicht wahrhaben, niemand soll sie vermuten, und oftmals sind die Kontrollmechanismen so stark, daß sie es gänzlich verhindern, daß diese Gefühle ins Bewußtsein treten. Sie können sich dann nur noch über eine Verlagerung auf andere Objekte beziehungsweise Subjekte ausdrücken oder sich in Form von Träumen, Depressionen und Krankheiten manifestieren.

Eine junge Frau wehrte sich gegenüber ihren Gefühlen so: „Ich bin doch kein Tier, das auf primitive und unbeherrschte Weise seinen negativen Trieben folgt!" Sicherlich ist etwas Richtiges an ihrer heftigen Äußerung, obgleich gerade das Tier in seinen unverstellten Äußerungen und Handlungen ja ganz unschuldig ist. Aber es stimmt, daß wir als Menschen mit lenkenden Willenskräften begabt sind, bewußt entscheiden und gestalten können und verantwortlich mit Emotionen umgehen können. Wenn wir nun bemerken, daß wir solche *unschönen* Gefühle haben, nehmen wir allerdings oft sehr schnell die Haltung eines kontrollierenden und zensierenden Diktators ein und spalten den abgelehnten Teil unseres Ichs von uns ab. Wir behaupten, solche negativen Gedanken und Gefühle nicht zu haben. In dieser nur *guten* Selbstwahrnehmung und auch Selbstdarstellung liegt aber die Wurzel zu großer Unechtheit und Scheinheiligkeit, und in ihrer Folge entfalten sich nur allzuleicht unechte Lebensgefühle, Verwirrungen und Unklarheiten dem eigenen Wesen und Leben gegenüber. Eine Spaltung innerhalb der eigenen Persönlichkeit bringt zwiespältige Gefühle und Beziehungen zu uns selbst und anderen mit sich.

Schmerzhafte Verlustgefühle, wie wir sie beim Tod eines geliebten Menschen erleben, brauchen ihren Raum und die Möglichkeit, in ihrer Vielfältigkeit ausgedrückt zu werden.

Wir müssen lernen, uns Gefühle von Angst, Zorn, Wut und Ärger zuzugestehen. Wir können verstehen lernen, daß wir diese Gefühle nicht *sind*, sondern sie nur für eine Weile haben, und auch das nur für eine relativ kurze Zeit, wenn wir sie zulassen und liebevoll annehmen. Viele Menschen fürchten nämlich folgendes: *Wenn ich erst mal meine ganze angestaute Wut zuließe ... o je – das hätte so eine Gewalt, daß ich davor Angst haben müßte.* Die Befürchtung, daß wir viel angestauten und unterdrückten Ärger in uns tragen, stimmt sehr oft; was aber in den meisten Fällen überschätzt wird, sind die vermuteten überstarken Reaktionen. Vielmehr stehen Menschen nach einer affektiven Äußerung von Wut manchmal seltsam erstaunt vor sich oder einem anderen und stellen fest: *Ach, und das war alles? Ich dachte, meine negativen Gefühle seien so stark, daß ich die ganze Welt zertrümmern würde!*

Wir können also erkennen, daß wir die Möglichkeit haben, mit unseren Gefühlen konstruktiv zu leben und umzugehen, daß wir sie nicht willkürlich und unbeherrscht ausagieren müssen. Oftmals richten wir mehr Schaden an, wenn diese in uns existenten Gefühle unbewußt bleiben und sie auf unerkannte Weise ihr Unwesen treiben. Gerade

Trauernde scheuen sich verständlicherweise vor solchen *negativen* Gefühlen dem Verstorbenen gegenüber. Das spiegelt sich auch in dem Spruch wider, wonach man einem Toten nichts Böses nachzusagen habe. Wir sollten aber verstehen lernen, daß da, wo uns viel genommen wird, auch viele Aggressionen und Frustrationen entstehen, die in Wahrheit nicht wirklich den Verstorbenen meinen, sondern das Geschehen, in das wir hineingestellt wurden.

Trauertanz und rote Farbe

„16. Januar (Drei Tage nach meinem Trauerseminar)
Es geht mir richtig gut.
Ich fühle mich DIR sehr nah und spüre meine Liebe zu Dir ganz stark.

Als ich vom Seminar wegfuhr, hatte ich Angst, daß ich Schuldgefühle bekommen würde, weil ich doch auch so wütend auf Dich war, daß Du mich verlassen hast, einfach gestorben bist und mich hier mit den Kindern, all den Sorgen und Verantwortungen alleine gelassen hast. Aber sie kamen nicht! Im Gegenteil!

Ich spüre jetzt wieder ganz viel Energie in mir, um all das Notwendige zu leisten.

Es tat einfach so gut, in der Gemeinschaft mit den anderen, die ja ähnlich empfanden wie ich, auch mal den ganzen Zorn und die Wut herauszubringen.

Am tollsten waren für mich das Tanzen und das Malen mit der roten und schwarzen Farbe. Ach, und die Nachtwanderung durch die Wälder, das Feuer, das wir machten, um die Zettel, auf die wir unsere Wut geschrieben hatten, hineinzuwerfen … all das hat mir gutgetan."

„Lieber Anton,

hab Dank für Deinen so wohltuenden letzten Brief. Du willst wissen, wie es mir geht! Ach, wenn ich das beschreiben könnte! Es ist ein so furchtbares Durcheinander in mir, daß ich mich selber manchmal gar nicht mehr kenne. Meine Beziehung zu meiner Frau ist auch schwierig geworden. Ich empfinde sie oder mich, ich weiß es gar nicht recht, wer es ist, so fremd und weit fort.

Es ist nun dreieinhalb Monate her, daß Linchen von dem Auto überfahren wurde. Es kommt mir vor, als sei es erst gestern gewesen. Wenn ich an sie denke, überkommt mich in den letzten Tagen eine ganz große Wut. Sie wäre im Mai dieses Jahres erst sechs geworden: Stell Dir vor, so ein kurzes Leben von sechs Jahren! Kannst Du irgendeinen Sinn darin finden? Ich nicht! Da gibt es alte Menschen, die wollen sterben und können es nicht – und mein Linchen ... Mein Zorn und meine Wut kommen mir vor wie ein Geschwür, das ständig wächst. Wenn im Büro mein Blick auf Linchens Foto fällt, trete ich vor Zorn mit dem Fuß gegen den Papierkorb und denke dann, wie lächerlich dieser Ausbruch ist im Verhältnis zur Größe meiner Wut. Ich hasse alle Autos, die da durch die Straßen rasen. Sehe ich kleine Kinder, so muß ich mich zusammenreißen. Warum leben sie und mein Kind nicht? Ich bin manchmal so zornig, daß ich Angst habe, ich tue jemandem etwas.

Ach Anton, es ist gut, das alles einmal aufschreiben zu können. Ich hoffe, Du verstehst meine Gefühle. Dir, meinem Freund, kann ich auch gestehen, daß ich eine Riesenwut auf Gott, den lieben Gott habe. Nein, *lieb* werde ich ihn nie mehr nennen können.

Warum läßt er das zu? Warum hat er das Leben so eingerichtet, daß auch Kinder sterben? Ich verstehe das alles nicht, bin einfach hilflos und traurig. Was hat Linchen getan, daß sie sterben mußte? Oder waren wir schuldig, so daß Gott sie uns wieder wegnahm? Ach siehst du, so quäle ich mich und finde keine Antwort.

Es tat mir gut, Dir das alles zu schreiben. Ich fühle mich jetzt erschöpft, aber auch ruhiger. Bitte, Anton, ich kann nicht beten. Tue Du es für uns alle: für Helga, die sich in sich vergräbt und verstummt; für Linchen, daß es ihr gut gehen möge, und auch für mich.

Mit lieben Grüßen

Dein alter Freund Heinrich."

„Sommer 19 ...

Es ist August. Ich habe das Gefühl, daß ich nur noch aus Wut und Zorn bestehe.

Ich schäme mich so sehr, daß ich nicht mal mit jemandem darüber zu sprechen wage ... und das macht mich noch wütender.

Ich bin zornig darüber, daß Du Dich so einfach aus dem Staub gemacht hast. Sicherlich sollte man einem Toten gegenüber so etwas nicht sagen, aber ich empfinde es so. Damit ich es einmal loswerde, wage ich hier, einmal alle Vorwürfe, die ich Dir zur Zeit mache, aufzuschreiben:

- Mich hast Du hier zurückgelassen.
- Du hast mir all den Schmerz und die Trauer zugemutet.
- Mit Deinem Tod hast Du meinen ganzen Lebenssinn mit Dir genommen.
- Alle Zärtlichkeit und Liebe hast Du an Dich gebunden, wer bleibt mir jetzt?
- Ich bin ganz zornig, Du hattest mir versprochen, daß wir zusammen alt werden.
- Du wolltest, wenn die Kinder groß sind, noch eine große Reise mit mir machen.
- Es ist August. Wenn ich spazierengehe, sehe ich nur Paare. Ich habe das Gefühl, jeder hat jemanden, den er lieb hat, nur ich nicht.
- Wenn ich mit anderen zusammen bin, habe ich so oft das Gefühl, das fünfte Rad am Wagen zu sein.
- Wohin ich mit meinem Zorn (und oft auch mit meiner Trauer) soll, weiß ich nicht, zornige Trauernde mag man nicht ... Trauernde müssen lieb und sanft sein ...

Meine Freundin Rosie hat mich neulich empört. Ich hatte nur angedeutet, daß meine Gefühle Dir gegenüber manchmal nicht so liebevoll sind, da sagte sie: ‚Du bist undankbar, Du hattest einen so guten Mann.' Ganz spontan habe ich ihr geantwortet: ‚Ja, eben!' Ich glaube, sie hat das aber nicht ganz verstanden.

Einige Tage später:

Ich bin ganz stolz! Ich hatte eine gute Idee. Du weißt, an dem kleinen Apfelbaum unten im Garten hängt der von Dir angebrachte *Punchingball*, der Ledersack, den Du kauftest, als Du damals wegen der Krankheit Deine Arbeit aufgeben mußtest. Ich suchte im Keller Deine alten Boxhandschuhe und dann ... Ach, es tat so gut, mit meinen Fäusten auf den dicken Sack einzuschlagen. Ich habe, glaube ich, wilde Flüche und Beschimpfungen ausgestoßen – es tat so gut. Für Momente hatte ich sogar das Gefühl, auf Dich loszutrommeln. (Ich hatte das doch einmal gemacht. Du wirst es noch wissen. Es war damals auf unserer Hochzeitsreise in der Toskana.)

Als ich ganz verschwitzt aus dem Garten kam, fühlte ich mich so gut. Ich hatte ein Gefühl von großer Freiheit, und so seltsam das klingt: Ich bin Dir wieder nah, so nah, so nah!"

◆

WENDE
Nun blüht die Welt nicht mehr für mich,
Nicht mir ruft Wind und Vogelschrei.
Mein Weg ward schmal, ich geh vorbei,
Kein Freund begleitet mich.

*Hermann Hesse, Musik des Einsamen*

WENN WIR DAVON SPRECHEN, jemanden zu lieben, meinen wir, daß jene Person uns als Spiegel für den Raum in uns selbst dient, der die Liebe ist. Jenes Wesen bringt uns in Berührung mit uns selbst. Die Trauer, die wir spüren, wenn dieser Spiegel zerschmettert wird, ist der Verlust des Kontaktes mit diesem Raum in uns selbst, der die Liebe ist. Weil wir jene Person für etwas anderes als uns selbst halten, betrauern wir unseren Verlust und erleben wieder das Gefühl der Abtrennung und Isolation, das uns ursprünglich dazu motivierte, außerhalb unser selbst nach jener essentiellen Einheit zu suchen, die wir Liebe nennen.

Indem wir den Verlust unserer widergespiegelten Liebe erforschen, nehmen wir wieder die Verbindung mit uns selbst und der Liebe in uns auf, die keine äußere Form benötigt und nie abgerissen ist. Indem wir die Liebe berühren, berühren wir den anderen. Indem wir berühren, was wir miteinander teilen, brennt sich die Trauer einen Weg ins Zentrum des Herzens.

*Stephen Levine, Wege durch den Tod*

ICH BIN VIELEN MENSCHEN BEGEGNET, deren Trauer das Maß des Erträglichen überschritt. Und dies war auf mancherlei Weise das beste, was ihnen je widerfahren ist. Denn es ist für sie ein Anstoß, die Tiefen ihres Wesens auszuloten. Wenn wir Trauer erfahren, erleben wir nicht nur den Verlust unserer Ehepartner, unserer Eltern oder anderer geliebter Menschen. Wir werden regelrecht in den Abgrund der Verzweiflung und Sehnsucht gestürzt. Wir kommen in Berührung mit dem Ursprung unserer Verlustgefühle. Wir erfahren die beständigen Ängste, Zweifel und Sorgen, die wir schon immer in uns trugen. Es ist eine Erfahrung, die sich die meisten von uns nicht ausgesucht haben. Und doch scheint die Konfrontation mit diesem Bereich starker Bindungen auch eine Initiation zu sein, die sich auf der stürmischen Reise zur Befreiung oft zu vollziehen scheint und von der in den Biographien vieler Heiliger und Weisheitslehrer die Rede ist.

Wir schieben das Unangenehme beiseite, und es gibt wahrscheinlich nur wenige Erfahrungen, die noch unangenehmer sind als die Trauer. Doch wenn du von tiefer Trauer erfüllt bist, versinkt dein Bewußtsein im Reservoir des Verlustempfindens, in dem du aller Verklammerungen, Sehnsüchte und Ängste schmerzlich gewahr wirst. Manche Menschen sprechen von der Trauer in einer Weise, als würden sie sich am Grunde eines tiefen Ozeans bewegen. Und manche erleben sie als eine wunderbare Gelegenheit, um mit Räumen in Berührung zu kommen, zu denen sie wohl sonst nie Zugang gefunden hätten. Ich sehe, wie sie den auflodernden Geist mit Bejahung, Licht und Sanftmut erfüllen und eine innere Offenheit für die Gefühle des Verlustes und der Trauer schaffen, die so lange in ihnen eingeschlossen waren.

*Stephen Levine, Wege durch den Tod*

Ich kann nit mehr
Mit Hoffnung mich erquicken.
Mich will die Last erdrücken,
Sie ist zu schwer.
Kein Trost macht mich genesen.
Es bleibt, wie es gewesen.
Ich kann nit mehr.

*Anton Ulrich*

Erschöpfung überflutet mich jetzt
in einem Meer endloser Tränen.
Ein schmerzendes Herz,
müde, geschwollene Augen,
Schwere in der Brust,
schwer beladen
mit nichts als Leere.

Leere und Erschöpfung
sind meine ständigen Begleiter.

*Julie Fritsch / Ilse Sherokee, Unendlich ist der Schmerz*

SIE HABEN DAS HERZ AUS DER BRUST MIR GENOMMEN
Und haben's gelegt in ein Grab;
Das Leben, es ist mir abhanden gekommen,
Es ist mir gegangen hinab.
  Ihr Seufzer beklommen,
  Ihr Augen umschwommen,

Wie seid ihr entkommen?
Ich gab
Euch alle ja mit ihr ins Grab.

*Friedrich Rückert, Werke, Band 1*

ICH MÖCHTE WISSEN, was mich freute!
  Mir ist entrissen, was mich freute!
Das Haus ist leer; im öden Raume
  muß ich vermissen, was mich freute.
Das Mahl ist traurig; nicht mehr teil ich
  mit dem den Bissen, was mich freute.
Im Garten blüht nicht unter Rosen,
  Nelk' und Narzissen, was mich freute.
Tod hat den Riß, den unheilbaren,
  in das gerissen, was mich freute,
Und nur Erinnerungen malen
  mir leidbeflissen, was mich freute.

*Friedrich Rückert, Werke, Band 1*

EINER TOTEN
Das aber kann ich nicht ertragen,
Daß so wie sonst die Sonne lacht;
Daß wie in deinen Lebenstagen
Die Uhren gehn, die Glocken schlagen,
Einförmig wechseln Tag und Nacht;

Daß, wenn des Tages Lichter schwanden,
Wie sonst der Abend uns vereint;
Und daß, wo sonst dein Stuhl gestanden,
Schon andre ihre Plätze fanden,
Und nichts dich zu vermissen scheint;

Indessen von den Gitterstäben
Die Mondesstreifen schmal und karg
In deine Gruft hinunterweben,
Und mit gespenstig trübem Leben
Hinwandeln über deinen Sarg.

*Theodor Storm*

Um Mitternacht
Hab ich gewacht
Und aufgeblickt zum Himmel;
Kein Stern vom Sterngewimmel
Hat mir gelacht
Um Mitternacht.

Um Mitternacht
Hab ich gedacht
Hinaus in dunkle Schranken;
Es hat kein Lichtgedanken
Mir Trost gebracht
Um Mitternacht.

Um Mitternacht
Nahm ich in acht
Die Schläge meines Herzens;
Ein einzger Puls des Schmerzes,
War angefacht
Um Mitternacht.

Um Mitternacht
Kämpft ich die Schlacht,
O Menschheit, deiner Leiden;
Nicht konnt ich sie entscheiden
Mit meiner Macht
Um Mitternacht.

Um Mitternacht
Hab ich die Macht
In deine Hand gegeben:
Herr über Tod und Leben,
Du hältst die Wacht
Um Mitternacht.

*Friedrich Rückert*

MANCHMAL NEHME ICH DIR ÜBEL, daß du gestorben bist. Du bist desertiert, du hast mich im Stich gelassen. Deinetwegen kann ich die grauen Himmel, die Novemberregen, die letzten goldenen Blätter, die schwarzen, kahlen Bäume nicht mehr ertragen, in denen ich sonst eine Verheißung des Frühlings sah. Ich meide die Morgen- und Abenddämmerung, ich muß mich dazu zwingen, die Sonne und das Licht des Mondes zu sehen. Ich war gelöst und ernst, jetzt bin ich schwer und schleppe mich dahin, statt mich aufzuschwingen. Alles ist mühsam.

*Anne Philipe, Nur einen Seufzer lang*

WEIL ALLES, WAS WIR HEILEN WOLLEN, erst einmal von uns akzeptiert werden muß, müssen sich viele von uns zunächst ihrer Emotionen bewußt werden, bevor sie weiter mit ihnen arbeiten können ...

Unerforschter Zorn ruft weiteren Zorn hervor. Erforschter Zorn führt zur Harmonie. Wir bringen für uns selbst nur selten Mitgefühl und Interesse auf. Bei der Erforschung des Zorns entdecken wir die Isolation, in die er uns führt ...

Wenn sich Mitgefühl entwickelt, erkennen wir den Schmerz, den uns der Zorn bereitet, und werden immer wieder daran erinnert, ihn ganz ruhig zu beobachten, wenn er uns ergreift ...

Man hat uns gelehrt, daß sich unser Zorn nur auf zweierlei Weise handhaben ließe. Wir könnten ihn entweder unterdrücken oder „herauslassen". Beides aber sind Formen der Verhaftung am Zorn. Einerseits verdammen wir ihn, anderseits klammern wir uns an ihn. Kurioserweise stellen wir beim Studium des Zornes fest, daß wir von diesem Gefühl, egal wie oft es sich schon in uns entladen hat, nie lange Zeit erlöst waren. Wir sind erschöpft, bevor es gänzlich aus uns abgeflossen ist. Seine Heftigkeit zwingt uns in die Knie, ob wir nun den Weg der Verdrängung oder der Entladung gehen. Der unwillkürliche Ausbruch des Zornes schafft immer wieder gleichartige Situationen.

*Stephen Levine, Sein lassen*

### Gebet aus langer Not

Wie lange noch muß ich in meiner Seele die Schmerzen tragen,
in meinem Herzen die Trauer Tag für Tag?
Wie lange noch darf sich der Frevler wider mich brüsten?
Blicke doch her, erhöre mich, Herr, mein Gott!

*Aus Psalm 12*

### Im Angesicht des Todes

Mein Gott,
allein zurückzubleiben
nach soviel Jahren
geteilter Freuden,

geteilter Nöte,
geteilter Hoffnungen,
geteilten Lebens
ist grausam.
Mein Herz will es
nicht begreifen,
daß der Tod
uns, die wir zusammengehören,
auseinanderriß,
Einem waidwunden Tier
bin ich gleich,
das keine Zuflucht findet.
In unermeßliche Tiefen
falle ich.
Fang mich auf, Gott;
fang mich auf!

*Sabine Naegeli, Du hast mein Dunkel geteilt*

KANN TRAURIGKEIT LEICHTER WERDEN, oder kann man nur an ihr vorübergehen, ganz langsam? Ein Tag in strahlendem Sonnenschein und der Bläue des Himmels, im Schatten eines stolzen, dunklen Segels, über plätschernden Wellen, an neuen Küsten entlang, würde das nicht helfen, die Traurigkeit hinter sich zu lassen? – für eine Weile, wenigstens für den einen Tag.

*Maria Dermout*

WENN WIR TRAURIG SIND und das Leben nicht mehr gut ertragen können, dann kann ein Baum zu uns sprechen: Sei still! Sei still! Sieh mich an! Leben ist nicht leicht, Leben ist nicht schwer. Das sind Kindergedanken. Laß Gott in dir reden, so schweigen sie. Du bangst, weil dich dein Weg von der Mutter und Heimat wegführt. Aber jeder Schritt und

Tag führt dich neu der Mutter entgegen. Heimat ist nicht da oder dort. Heimat ist in dir innen, oder nirgends.

*Hermann Hesse, Bäume*

Ich würde der Trauer nachgeben, wenn sie sich einstellt, das heißt, ich würde mich dann zurückziehen und ihr freien Lauf und Ausdruck geben. Diese Trauer erscheint oft unermeßlich, doch wenn man ihr nachgibt, hört sie schnell auf, und man fühlt sich frei für Neues. Ein Wort, das dabei eine Rolle spielt, ist „schade". Es ist vor allem die Trauer über das Versäumte, das nicht mehr nachzuholen ist, was uns so schmerzt. Doch zeigt die Erfahrung, wenn man der Trauer und dem Schmerz voll nachgibt, hört das Gefühl des Verlustes auf.

*Bert Hellinger, Finden was wirkt*

Der erste Schritt der Überwindung ist ..., eine Sprache zu finden, die aus dem unbegriffenen und stumm machenden Leiden herausführt, eine Sprache der Klage, des Schreies, der Schmerzen, die wenigstens sagt, was ist.

*Dorothee Sölle, Leiden*

Die Zeit „tröstet" ja nicht, wie man oberflächlich sagt, sie räumt höchstens ein, sie ordnet ... Nicht sich trösten wollen über einen Verlust müßte unser Instinkt sein, vielmehr müßte es unsere tiefe schmerzhafte Neugierde werden, ihn ganz zu erforschen, die Besonderheit, die Einzigkeit gerade *dieses* Verlustes, seine Wirkung innerhalb unseres Lebens zu erfahren, ja wir müßten die edle Habgier aufbringen, gerade um *ihn,* um seine Bedeutung und Schwere, unsere innere Welt zu bereichern ... Ein solcher

Verlust ist, je tiefer er uns trifft und je heftiger er uns angeht, desto mehr eine *Aufgabe,* das nun im Verlorensein hoffnungslos Betonte neu, anders und endgültig in Besitz zu nehmen: *dies* ist dann unendliche Leistung, die alles Negative, das dem Schmerz anhaftet, alle Trägheit und Nachgiebigkeit, die immer einen Teil des Schmerzes ausmacht, auf der Stelle überwindet, dies ist tätiger, innen wirkender Schmerz, der einzige, der Sinn hat und unser würdig ist.

*Rainer Maria Rilke, Briefe an Gräfin Sizzo*

MAN SOLLTE NICHT FÜRCHTEN, daß unsere Kraft nicht hinreichte, irgendeine, und sei es die nächste und sei es die schrecklichste Todeserfahrung zu ertragen; der Tod ist nicht *über* unsere Kraft, er ist der Maßstrich am Rande des Gefäßes: wir sind *voll,* sooft wir ihn erreichen – und Vollsein heißt (für uns) Schwer-sein ... das ist alles.

*Rainer Maria Rilke, Briefe*

MAN MUSS DURCH DAS LEID und durch die Verzweiflung hindurch, um wieder ans Licht zu kommen.

*Hermann Hesse*

UNSERE TRAUER ist unsere Furcht vor Entbehrung, unsere Furcht vor dem Unbekannten, unsere Furcht vor dem Tod. Trauer ist die in uns zurückbleibende Schürfwunde, wenn uns etwas entrissen wird, woran wir mit größtem Eifer festgehalten haben – wenn es in unerreichbare Ferne rückt...

Doch wir können mit der Trauer durchaus leben. Wenn wir das Herz für den Schmerz des Geistes öffnen, finden wir in uns den Raum für barmherziges Erforschen. Wir taxieren nicht mehr ständig unser Spiegelbild, sondern beobachten einfach, betrachten uns selbst. Wir betrachten den Betrachter. Wir öffnen die Augen der Erkenntnis. Und indem wir uns ganz sanft auf die Verdichtung unserer Trauer zubewegen, die sich über lange Zeit hinweg angestaut hat und auf die wir fast immer mit Abneigung und Widerwillen reagiert haben, entdecken wir das unerforschte Territorium zwischen dem Herzen und dem rationalen Geist. Und mit einem befreienden Seufzer gestehen wir uns ein, wie oft wir unseren Gefühlen mißtraut haben. Indem wir ergründen, *was* wir fühlen, und nicht analysieren, *warum* wir etwas fühlen, werden wir der labyrinthischen Struktur unserer Trauer und unserer unbereinigten Geschäfte gewahr – jener Relikte alter Lebenserfahrungen, die wir am Wegesrand verloren hatten.

*Stephen Levine, Sein lassen*

## Ein Stück Tagebuch

Die zweite Stimme aber sagte, grob übersetzt, etwa so: „Leid tut nur weh, weil du es fürchtest. Leid tut nur weh, weil du es schiltst. Es verfolgt dich nur, weil du vor ihm fliehst. Du mußt nicht fliehen, du mußt nicht schelten, du mußt nicht fürchten. Du mußt lieben. Du weißt ja alles selbst, du weißt in deinem Innersten ganz wohl, daß es nur einen einzigen Zauber, eine einzige Kraft, eine einzige Erlösung und ein einziges Glück gibt und daß es Lieben heißt. Also liebe das Leid! Widersteh ihm nicht, entflieh ihm nicht! Koste, wie süß es im Innersten ist, gib dich ihm hin, empfange es nicht mit Widerwillen! Nur dein Widerwille ist es, der weh tut, sonst nichts. Leid ist nicht Leid, Tod ist nicht Tod, wenn nicht du sie dazu machst! Leid ist herrlichste Musik – sobald du sie anhörst. Aber du hörst sie ja niemals an, du hast ja immer eine andere, eine eigene, eigensinnige Musik und Tonart im Ohr, die du nicht loslassen willst und zu der die Musik des Leides nicht stimmt. Höre mich! Höre mich und erinnere dich: Leid ist nichts, Leid ist Wahn. Nur du selbst schaffst es, nur du selbst tust dir weh!"

*Hermann Hesse, Die Hölle ist überwindbar*

WAS VON UNS VERLANGT WIRD, ist, daß wir das *Schwere* lieben und mit dem Schweren umgehen lernen. Im Schweren sind die freundlichen Kräfte, die Hände, die an uns arbeiten. Mitten im Schweren sollen wir unsere Freuden haben, unser Glück, unsere Träume: da, vor der Tiefe dieses Hintergrunds, heben sie sich ab, da sehen wir erst, wie schön sie sind. Und nur im Dunkel der Schwere hat unser kostbares Lächeln einen Sinn; da leuchtet es erst mit seinem tiefen, träumenden Licht, und in der Helligkeit, die es für einen Augenblick verbreitet, sehen wir Wunder und Schätze, von denen wir umgeben sind.

*Rainer Maria Rilke, Briefe*

DAS LEIDEN MACHT EMPFINDLICHER für den Schmerz in der Welt. Es kann uns lehren, eine bessere Liebe aufzubringen für alles, was ist. Es ist nicht entscheidend, ob wir diese Veränderung, die das Leiden bewirkt, auf „Gott" zurückführen; auch dieser Lehrer ist an seine Schüler gebunden. Wesentlich ist, ob der Akt des Leidens von uns vollzogen wird, nicht in der Gleichgültigkeit der Steine, ob das Leiden unsere Passion wird im tiefen Doppelsinn dieses Wortes. Der Akt des Leidens ist dann Praxis, Tätigkeit. Wir handeln im Leiden. Wir nehmen wahr, wir drücken uns aus, wir weinen. Das Idealbild des tränenlosen Mannes ist die präzise Anerkennung dessen, daß aus Leiden nichts gelernt wird und nichts zu machen ist. Wir verscharren oder graben aus, was wir in uns versteckt haben, wir werfen ab oder nehmen Last auf im Leiden, wir verbergen uns vor den anderen oder stellen uns dar. Unsere Hoffnungen können sterben oder können wachsen im Leiden. Das Bitterste ist, daß das „aus Leiden lernen" zerstört werden kann.

*Dorothee Sölle, Leiden*

Über den Sinn des Leidens

Leiden ist eine Begleiterscheinung der höheren Entwicklung. Es ist das, was man nicht entbehren kann zur Erkenntnis ... Es gibt keine Entwicklung ohne Leiden, wie es kein Dreieck ohne Winkel gibt. Wenn der Christus-Einklang erreicht sein wird, werden wir erkennen, daß zu diesem Einklang alle vorangegangenen Leiden notwendige Vorbedingungen waren. Damit der Christus-Einklang da sein kann, muß das Leid da sein; es ist ein absoluter Faktor in der Entwicklung.

*Rudolf Steiner, Geistige Hierarchien und ihre Widerspiegelung in der physischen Welt (Fragenbeantwortung vom 21. 4. 1909)*

Wäre es uns möglich, weiter zu sehen, als unser Wissen reicht ... vielleicht würden wir dann unsere Traurigkeiten mit größerem Vertrauen ertragen als unsere Freuden. Denn sie sind die Augenblicke, da etwas Neues in uns eingetreten ist, etwas Unbekanntes; unsere Gefühle verstummen in scheuer Befangenheit, alles in uns tritt zurück, es entsteht eine Stille, und das Neue, das niemand kennt, steht mitten darin und schweigt.

Wir haben uns verwandelt, wie ein Haus sich verwandelt, in welches ein Gast eingetreten ist. Wir können nicht sagen, wer gekommen ist, wir werden es vielleicht nie wissen, aber es sprechen viele Anzeichen dafür, daß die Zukunft in solcher Weise in uns eintritt, um sich in uns zu verwandeln, lange bevor sie geschieht. Und darum ist es so wichtig, einsam und aufmerksam zu sein, wenn man traurig ist: weil der scheinbar ereignislose und starre Augenblick, da unsere

Zukunft uns betritt, dem Leben so viel näher steht, als jener andere laute und zufällige Zeitpunkt, da sie uns, wie von außen her, geschieht. Je stiller, geduldiger und offener wir als Traurige sind, um so tiefer und um so unbeirrter geht das Neue in uns ein, um so besser erwerben wir es, um so mehr wird es *unser* Schicksal sein, und wir werden uns ihm, wenn es eines späteren Tages „geschieht" (das heißt: aus uns heraus zu dem anderen tritt), im Innersten verwandt und nahe fühlen. Und das ist nötig.

*Rainer Maria Rilke, Lektüre für Minuten*

# Wo bist du hingegangen

## *Vom Vermissen und Fragen*

> Was geschieht, wenn ein Mensch, den wir liebhaben, stirbt? Wir werden diesen Vorgang niemals wirklich begreifen, durch den die innigsten Bande der Freundschaft jäh und unwiderruflich durchschnitten werden können ...
>
> *Eugen Drewermann*

Wohl kaum ein anderes Ereignis kann uns so in den Abgrund von bedrängenden Fragen stürzen wie der Verlust eines nahen, geliebten Menschen. Manche Trauernde haben das Gefühl, daß ihr ganzes, bisher tragfähiges Gerüst von Meinungen und Sicherheiten in Frage gestellt wird oder in sich zusammenfällt.

Die Begegnung mit Sterben und Tod ist die wohl tiefste Erschütterung der Grundtatsachen unseres Lebens und stellt oft auch unseren Glauben radikal in Frage.

Unser Fragen und Grübeln nimmt einen quälenden und zwanghaften Charakter an. Wir versuchen, mit dem Verstand ein Lebensereignis zu verstehen, das auf diese Weise nicht verstehbar ist. Wir versuchen Ursachen und Erklärungen zu finden, die uns Ruhe und Erlösung bringen sollen. *Wenn ich nur verstünde, warum meine Frau jetzt gestorben ist, wo gerade alles in unserem Leben so gut geworden war?* Oder: *Warum nur hat mein Mann ausgerechnet Krebs kriegen müssen. So viele werden geheilt und können weiterleben, warum mußte er daran sterben?*

Unser Verstand versucht unter großen Anstrengungen, Antworten zu finden, die den Schmerz lindern sollen. In manchen Augenblicken spüren wir, daß solche verstandesmäßig gefundenen Antworten auch nur wenig Erlösung bringen, denn oft beginnt nach kurzer Zeit das quälende Fragen wieder von neuem.

Die wohl bewegendste Frage ist die nach der Existenz des Verstorbenen.

*Wo bist du jetzt?*
*Wie mag es dir jetzt gehen?*
*Gibt es dich noch in der Form, wie ich dich kannte und liebte?*
*Leidest du?*
*Gibt es dich überhaupt noch?*
*Gibt es das Nichts, das dich verschlungen hat?*

Diese Fragen führen uns unmittelbar in die Bereiche des Religiösen, Transzendenten, des Mystischen oder auch Magischen. Alle Völker und Kulturen haben versucht, eine Antwort auf diese letzten Fragen zu finden, Fragen, die der Trauernde sich jetzt ganz unmittelbar und persönlich stellt. Diese Fragen sind ihm oftmals wichtiger und drängender als alles andere im Leben, denn er spürt, daß mit einer gültigen Antwort Trost erfahrbar wäre. Andere Trauernde haben hingegen große Angst, sich diesen bohrenden Fragen auszusetzen, denn sie haben wenig Hoffnung, eine für sie annehmbare Antwort zu finden. Sie wenden sich daher entweder von solchen Fragen ab, oder sie reagieren negativ oder verbittert.

Religion und Dichtung, Philosophie und Mystik, Nahtodforschung, Wissenschaft und Parapsychologie sind Gebiete, aus denen uns Antworten erwachsen können. Weiterhin wird aber die Frage für uns im Hintergrund stehen: wieviel Gewißheit kann ich aus diesen Antworten empfangen, wieviel Glaubensgewißheit kann ich in meiner Person finden?

Goethe sagt uns hierzu: *Den Beweis für Unsterblichkeit muß ein jeder in sich selber tragen, außer dem kann er nicht gegeben werden.*

Wenn es uns gelingt, befriedigende Antworten auf unsere Fragen zu finden, stellt sich häufig tatsächlich eine Linderung der tiefsten Schmerzen und Unruhe ein. Es wird uns dann möglich, den Verstorbenen in unseren Bildern und Vorstellungen zu begleiten und ihn nahe zu spüren. Es öffnet sich uns ein Tor, das uns einen Blick in eine mögliche Gegenwart und Zukunft des Verstorbenen verschafft. Wir vermissen dann zwar weiterhin den Verstorbenen, er fehlt uns in unserem Leben und in seiner physischen Unmittelbarkeit, aber wir haben das Vertrauen oder die Gewißheit, daß er weiterhin in einer anderen, uns nicht direkt zugänglichen Form existiert, daß er weiterhin *lebt* und an Erfahrungen teilnimmt, daß er unter Umständen von mir und um mich weiß und es vielleicht sogar möglich ist, *mit ihm in Kontakt* zu kommen.

Viele Menschen haben erlebt, daß der Einbruch des Todes sie in eine vertiefte oder sogar gänzlich neue Form von Religiosität und Spiritualität geführt hat. Manche von ihnen haben das Gefühl, daß diese neu gewonnene Dimension ein Geschenk des Verstorbenen an sie ist.

Das Vermissen, das Fragen und der Schmerz, dem wir angesichts fehlender Antworten begegnen, müssen allerdings erst ausgehalten und durchgestanden werden. Manchmal werden uns Wegbegleiter in dieses Fragen und Ringen geschickt, Sendboten des Geistes in Form von gegenwärtigen Menschen oder in Form von Gedanken, Gedichten oder Kunstwerken uns unbekannter Menschen. Hin und wieder kann es uns geschenkt werden, daß uns das verzweifelte Fragen in eine religiöse Erfahrung oder in eine *lebendige* innere Begegnung mit dem Verstorbenen führt und wir auf diesem unmittelbaren Weg Antwort erhalten.

◆

Steh nicht an meinem Grab und weine. Ich bin nicht dort. Ich schlafe nicht. Ich bin tausend Winde, die wehen. Ich bin der Diamantenglanz auf dem Schnee. Ich bin das

Sonnenlicht auf reifem Korn. Ich bin der warme Herbstregen. Wenn du aufwachst in des Morgens Stille, bin ich der Flügelschlag der stummen Vögel, die über dir ihre Kreise ziehen. Ich bin die sanften Sterne, die nachts leuchten. Steh nicht an meinem Grab und weine. Ich bin nicht dort. „Ich bin nicht tot."

*Verfasser unbekannt*

WAS GESCHIEHT, wenn ein Mensch, den wir liebhaben, stirbt? Wir werden diesen Vorgang niemals wirklich begreifen, durch den die innigsten Bande der Freundschaft jäh und unwiderruflich durchschnitten werden können – vor den eigenen Augen sinkt ein Mensch in sich zusammen, den wir auf Händen hätten durchs Leben tragen mögen; mitten im Gespräch erstirbt sein Wort auf den Lippen, Starre und Kälte treten an die Stelle der anmutigsten Schönheit und des seelenvollsten Ausdrucks. Medizinisch erklärbar, entzieht sich der Tod menschlich jedem Verständnis; allenfalls lassen sich einige Bedingungen formulieren, unter denen der Tod als Teil des Lebens akzeptabel scheint, und es sind dies offenbar die gleichen Voraussetzungen, unter denen das Leben selber menschlich seinen Sinn erhält. Ja, recht besehen, ist der Tod wie ein Schlußstein, wie eine Zusammenfassung all der Regeln, nach denen mitten im Leben die Liebe sich entfaltet.

*Eugen Drewermann, Das Eigentliche ist unsichtbar*

AD INFINITUM
Alle die fortgehen
Durch die Glastür aufs Rollfeld
Durch die Bahnhofssperre
Die sich umdrehen winken
Deren Blicke zu Boden sinken

Deren Gestalten
Langsam undeutlich werden
Alle sind du.
Du stehst bei mir
Wendest dich ab gehst fort
Wirst kleiner und kleiner
Seit wann
Seit dein Tod mir am Hals hing
Mir die Kehle zudrückte
Stehst du immer wieder bei mir
Wendest dich ab gehst fort
Den Bahnsteig entlang
Rollfeldüber
Wirst kleiner und kleiner
Stehst da
Wendest dich ab.

*Marie Luise Kaschnitz, Kein Zauberspruch*

IM GLAUBEN, GEBOREN ZU SEIN, halten wir uns selbst für den Körper. In der Erwartung, zu sterben, identifizieren wir diesen Körper mit dem, der wir sind. Wenn wir schlafen, arbeitet der Geist ungeachtet der Inaktivität des Körpers weiter. Der Traum des Lebens setzt sich ohne den Körper fort.

„Wenn ich sterbe, werde ich nicht mehr existieren." Dies ist das „Ich" des denkenden Geistes. Des Geistes, der das Leben träumt. Wir fürchten uns davor, daß wir aus diesem Traum erwachen werden, daß der Geist nicht mehr dazu in der Lage sein wird, diese Phantasie aufrechtzuerhalten.

In dem Maß, in dem wir den Körper mit „mir" oder „mein" identifizieren, fürchten wir auch den Tod. Der Körper stirbt, dessen sind wir gewiß. Nicht lange nach dem Tod beginnt der Zerfall einzutreten. Aber zerfällt ebenso die Energie, die diese leere Form belebte?

*Stephen Levine, Wege durch den Tod*

## Gleichzeitig

Über den Hof werden Särge getragen
Auf dem Hof radeln Kinder
Äste riesige brechen aus den Linden
Stürzen hinab in den Hof
Ein toter Soldat liegt auf dem Hof unterm Schnee
Brautpaare werden am Brunnen fotografiert
Trümmerschutt fällt auf den Hof
Ein Schimmelkopf zeigt sich im Fenster
Aus der Waschküche quellen Schwaden
Nackte Sohlen stampfen den Wein
Motorenlärm Geknatter von Traktoren
Alles gleichzeitig
Unter dem kupfernen Laub
Blühen Tulpen Narzissen
Und die Kinder auf ihren Rädern
Durchfahren die Toten leichthin.

*Marie Luise Kaschnitz, Gedichte*

## Ich grübe mir gern in die Stille ein Grab

Ich fühle mich tot, als wär ich erfroren,
Als hätt sich die Welt zu sterben verschworen.
Ich grübe mir gern in die Stille ein Grab
Und warte begraben deine Wiederkehr ab.

Vom langen Warten versteinen die Wangen,
Doch lebt auch im Stein noch ein sehnend Verlangen.
Ich weiß nur, daß ich nichts fühlen will;
Vielleicht steht dann endlich das Warten still.

*Max Dauthendey*

## Trost

Unsterblich duften die Linden –
Was bangst du nur?
Du wirst vergehn, und deiner Füße Spur
Wird bald kein Auge mehr im Staube finden.
Doch blau und leuchtend wird der Sommer stehn
Und wird mit seinem süßen Atemwehn
Gelind die arme Menschenbrust entbinden.
Wo kommst du her? Wie lang bist du noch hier?
Was liegt an dir?
Unsterblich duften die Linden –

*Ina Seidel, Gedichte*

## Todes-Erfahrung

Wir wissen nichts von diesem Hingehn, das
nicht mit uns teilt. Wir haben keinen Grund,
Bewunderung und Liebe oder Haß
dem Tod zu zeigen, den ein Maskenmund

tragischer Klage wunderlich entstellt.
Noch ist die Welt voll Rollen, die wir spielen.
Solang wir sorgen, ob wir auch gefielen,
spielt auch der Tod, obwohl er nicht gefällt.

Doch als du gingst, da brach in diese Bühne
ein Streifen Wirklichkeit durch jenen Spalt
durch den du hingingst: Grün wirklicher Grüne,
wirklicher Sonnenschein, wirklicher Wald.

Wir spielten weiter. Bang und schwer Erlerntes
hersagend und Gebärden dann und wann
aufhebend; aber dein von uns entferntes,
aus unserem Stück entrücktes Dasein kann

uns manchmal überkommen, wie ein Wissen
von jener Wirklichkeit sich niedersenkend,

so daß wir eine Weile hingerissen
das Leben spielen, nicht an Beifall denkend.

*Rainer Maria Rilke, Sämtliche Werke*

## Jenseits

Wie sie aussehen werden die Engel
Vielleicht wie Krähen?

Wie sie uns drüben empfangen
Wenn
Sie uns empfangen?

Ob es das gibt
Ein Du.
Ob wir eine Stimme bekommen glockenrein.
Es heißt doch, es würde gesungen.
Oder die Hölle ist:
Der Gesang der Sphären
Zu laut.

Ein Kontrollpunkt vielleicht
Mit den Wegweisern der alten Hekate.
Aber wer kann das noch denken
Aus-denken
Verdammt.

Auf keinen Fall werden dort sein
Ausschließlich Bischöfe
Den Krummstab in der Hand
Polonäse
Durch die Abstellräume des Himmels.

Vielleicht hat jeder
Seine eigene Seligkeit
Eine alte von diesseits
Wir sprechen's nicht aus.

*Marie Luise Kaschnitz, Überallnie*

FÄHRFRAU mit dem runden Hut
Hast du ihn gesehen?
Ja, sagt die Fährfrau.

Hirte mit dem toten Lamm
Hast du ihn gesehen?
Ja, sagt der Hirte.

Bergmann mit dem weißen Licht
Hast du ihn gesehen?
Ja, sagt der Bergmann.

Welchen Weges ging er, Fährfrau?
Übers Wasser trockenen Fußes.

Welchen Weges ging er, Hirte?
Berghinüber leichten Atems.

Welchen Weges ging er, Bergmann?
In der Erde lag er still.

Was stand auf seinem Gesicht geschrieben?
Frieden, sagten alle. Frieden.

*Marie Luise Kaschnitz, Überallnie*

ICH MÖCHTE SIE, SO GUT ICH ES KANN, bitten, Geduld zu haben gegen alles Ungelöste in Ihrem Herzen und zu versuchen, *die Fragen selbst* lieb zu haben, wie verschlossene Stuben und wie Bücher, die in einer fremden Sprache geschrieben sind. Forschen Sie jetzt nicht nach Antworten, die Ihnen nicht gegeben werden können, weil Sie sie nicht leben könnten, und es handelt sich darum, alles zu *leben*. Leben Sie jetzt die Fragen. Vielleicht leben Sie dann allmählich, ohne es zu merken, eines fernen Tages in die Antwort hinein.

*Rainer Maria Rilke, Sämtliche Werke*

Ein Spruch
Weiß nicht, woher ich bin gekommen,
Weiß nicht, wohin ich werd genommen,
Doch weiß ich fest: daß ob mir ist
Eine Liebe, die mich nie vergißt.

*Justinus Kerner*

Auf den Tod eines Kindes
Du kamst, du gingst mit leiser Spur,
Ein flüchtger Gast im Erdenland;
Woher? wohin? Wir wissen nur:
Aus Gottes Hand in Gottes Hand.

*Ludwig Uhland*

Unsere Toten gehören zu den Unsichtbaren,
aber nicht zu den Abwesenden.

*Papst Johannes XXIII.*

Der Tod ist ganz bedeutungslos. Ich habe mich nur in das nächste Zimmer fortgeschlichen. Ich bin ich, und du bist du. Alles, was wir uns gegenseitig bedeutet haben, bedeuten wir uns immer noch. Nenne mich bei meinem alten, gewohnten Namen, rede mit mir so locker, wie du es immer gewohnt warst. Rede nicht anders als früher, nimm nicht gewaltsam ein Gehabe von Feierlichkeiten oder Trauer an. Lache so, wie wir immer über die kleinen Späße gelacht haben, die wir gemeinsam genossen haben. Bete, lächle, denke an mich, bete für mich. Laß meinen Namen stets so familiär bleiben, wie er immer war. Sorge dafür, daß er ohne besondere Absicht genannt wird, ohne die Spur eines Schattens auf ihm. Das Leben bedeutet weiterhin das, was es immer bedeutet hat. Es bleibt immer das gleiche, die Fortdauer ist ungebrochen. Weshalb sollte ich nur deshalb aus eurem Denken verschwinden, weil man mich nicht mehr sieht? Ich warte auf dich, ich warte die Pause ab, irgendwo ganz in der Nähe, nur gerade um die nächste Ecke.

Es ist alles in Ordnung.

*Henry Scott Holland*

JEDER WEG führt nach Hause, jeder Schritt ist Geburt,
jeder Schritt ist Tod, jedes Grab ist Mutter.

*Hermann Hesse*

# Ohne dich will ich nicht mehr leben

## *Von der Sehnsucht, nachzusterben*

> Stündlich fragte ich mich, nicht wie es möglich sei, daß ich lebte, sondern einfach, wie mein Herz weiterschlagen konnte, nachdem deines stehengeblieben war.
>
> *Anne Philipe*

Viele Menschen, die den Verlust eines sehr nahen, geliebten Menschen erfahren haben, kennen den Wunsch, dem geliebten Menschen nachzusterben. Häufig haben Trauernde folgende Empfindungen:

*Das, wofür es sich lohnte zu leben, ist mir genommen.*
*Ohne dich will ich nicht mehr leben.*
*Mein Leben erscheint mir nur noch leer und sinnlos.*
*Ich möchte gar keine Zukunft ohne dich haben.*
*Ich kann mir ohne dich kein Glück mehr vorstellen.*
*Ich möchte so eine Nähe, wie ich sie mit dir hatte, mit einem anderen Menschen nicht mehr erleben, aber ganz ohne Nähe kann ich auch nicht sein.*
*Ich möchte da sein, wo du bist.*
*Ohne dich ist mir das Leben zu schwer.*

Solche und ähnliche Gedanken und Gefühle haben viele Trauernde. Ihnen ist das Leben zu einer Last geworden, es erscheint ihnen so schwer, daß sie meinen, es nicht mehr tragen zu können. Sie haben den Eindruck, dieser Zustand werde sich auch niemals ändern, und alle Ermunterungen von seiten anderer Menschen, wie etwa *Das wird schon wieder* oder *Die Zeit heilt alle Wunden*, erzeugen eher Zorn, Wut und Einsamkeit.

Trauernde empfinden eher so: *Wenn ich mir vorstelle, wieder einmal glücklich zu sein, hätte ich das Gefühl … zu verraten. Ich denke, daß ich ihm dann nicht mehr den Wert und die Treue gebe, die ich ihm eigentlich geben möchte.*

Durch den Tod eines nahen Menschen kommen viele Menschen in eine tiefe Identitätskrise. Die alte Identität als Ehefrau oder Ehemann, als Vater oder Mutter, als Tochter oder Sohn ist mit dem anderen gestorben, eine neue Identität muß sich erst bilden. Diese Erfahrung ist häufig von starken Minderwertigkeitsempfindungen begleitet. Das drückt sich dann so aus, daß jemand sagt: *Ohne dich, für mich ganz alleine, kann ich meinen Eigenwert gar nicht mehr spüren.*

Viele Trauernde haben aber nicht den Mut, mit anderen über ihre Sehnsucht, auch sterben zu wollen, zu sprechen. Oder sie haben die Erfahrung gemacht, daß die Person, der sie sich anvertrauten, diese Gedanken und Gefühle nicht aushalten konnte und mit Ablehnung oder oberflächlichen Tröstungen darauf reagierte. Manche Menschen schämen sich auch, *weil man solche Gedanken gar nicht haben darf,* oder haben Schuldgefühle, weil sie meinen, daß dieser Gedanke für einen gläubigen Christen eine Sünde sei.

Durch diese Tabuisierungen der *Abgründe der Trauer* wird die Trauer nur noch größer, das Leben bedrückender, isolierter und hoffnungsloser. Zu der Trauer kommt dann auch noch das Leiden an der inneren Vereinsamung und der Sprachlosigkeit. Ein unheilvoller Kreislauf beginnt, der am Ende manchmal tatsächlich zu einem verzweifelten Versuch der Lösung aus den inneren Spannungen und den belastenden Gefühlen treibt. Da steht dann vielleicht auf einem Zettel, den ein Mensch hinterläßt: *Ich wußte mir nicht mehr anders zu helfen!*

Eine Seminarteilnehmerin schildert eine solche auswegslose Situation:

„Ein halbes Jahr, nachdem ich meinen Mann verloren hatte, war ich immer mehr in eine tiefe Depression gekommen. Ich hatte das Gefühl, daß die Trauer von Tag zu Tag nur immer schlimmer wurde. Zudem litt ich sehr unter der sozialen Isolation. Meine Freundinnen hatten sich entweder zurückgezogen oder wollten von meiner Trauer nichts mehr wissen. Ich hatte selber schon keine Lust mehr, über irgend etwas zu sprechen. Mein Arzt hatte die Tabletten, die er mir anfänglich fast gegen meinen Willen verordnet hatte, wieder abgesetzt und mir aufgetragen, ich solle wie früher wieder zum Handballspielen und in den Verein gehen. Aber ich war nicht wie früher, mir lag nichts mehr am Handball und am Vereinsleben schon gar nicht.

Mit der Zeit lud ich auch niemanden mehr ein. Wenn ich aus dem Büro kam, schaltete ich den Fernseher an, damit wenigstens irgendeine Stimme da war, aber im Grunde interessierte mich das alles nicht, und irgendwie hatte ich das Gefühl, mich selber zu betrügen.

An einem Wochenende – draußen war es wunderschönes Wetter, und ich hatte das Gefühl, alle Welt geht paarweise durch blühende Gärten und ich sitze hier oben in meiner viel zu großen Etagenwohnung – machte ich es dann endlich wahr.

Ich zog alle Rolläden herunter, leerte den Kühlschrank, brachte den Müll hinunter, es kam mir vor, als träfe ich die Vorbereitungen zu einer Reise. Nur daß ich keine Garderobe in Koffer packte, sondern mich daranmachte, noch einige Briefe zu schreiben. Mein Sohn in Hamburg sollte nicht das Gefühl haben, er sei vielleicht an meinem Tod schuldig. An eine Mitarbeiterin, mit der ich seit längerer Zeit Probleme hatte, schrieb ich noch einen, wie ich meinte, klärenden Brief. Dann legte ich das Testament und die Bankunterlagen auf den Tisch. So, nun waren alle Pflichten erledigt, nun kam endlich ich an die Reihe.

Über viele Wochen hinweg hatte ich immer wieder geplant, wie ich aus dem Leben gehen wollte. Ich bereitete alles sorgfältig vor und machte es mir sogar schön, denn ich hatte irgendwie das Bedürfnis, *festlich* aus dem Leben zu gehen. Ich hörte noch einmal *unsere Musik*, trank den letzten Wein, den du noch gekauft hattest und den ich so lange aufbewahrt hatte ...

Dann legte ich mich aufs Sofa, ich wollte auf keinen Fall im Bett sterben, das paßte nicht zu mir. Neben dem Sofa auf dem Tisch lagen all die gesammelten Tabletten, die ich nehmen wollte.

Und dann fand ein Kampf in meinem Inneren statt, den ich mir so nie vorgestellt hatte. Die Stunden vergingen, einmal standen mir vor Anstrengung und innerem Ringen die Schweißperlen auf der Stirn. Womit ich rang? Heute würde ich sagen, mit allem, was es nur gibt, mit Engeln und Dämonen, mit meiner Angst und Feigheit, mit meinem Gewissen und auch mit *dir*, dem ich nachfolgen wollte. Die Hölle, durch die ich in diesen anderthalb Tagen ging, kann ich niemandem beschreiben. Irgendwann wollte der Schlaf kommen, aber ich wehrte mich wütend. Dann jedoch überwältigte er mich, und ich schlief auf dem Teppich im Wohnzimmer ein.

Ein furchtbar schrilles Schellen riß mich empor, ich wußte weder, wo ich war, noch welcher Tag und welche Stunde es war. In der Wohnung war es stockdunkel. Ohne wirklich zu wissen, was ich tat, suchte ich nach der Ursache des schrecklichen, unablässigen Läutens, bis ich plötzlich die Stimme meines Sohnes wie von weit, weit her, durchs Telefon, vernahm. Seine Stimme war erregt, unsicher, bohrend. ‚Mutter', sagte er immer wieder, ‚du, Mutter, ich weiß nicht, ich machte mir so furchtbare Sorgen um dich, und Annegret sagte auch, ich solle dich anrufen, was ist mit dir?'

‚Ja, ja', stammelte ich, ‚es ist alles in Ordnung'. Meine Hände zitterten so, daß ich den Telefonhörer kaum in den Händen halten konnte. ‚Ja, es ist schon gut, ich lebe noch, es ist alles in Ordnung, ich rufe euch später wieder an. Ja wirklich, ich verspreche es.'

Immer noch am ganzen Körper zitternd, legte ich den Hörer auf.

Ich tappte durch die dunkle Wohnung in die Küche und zog die fest geschlossenen Rolladen hoch. Da traf mich wie ein Blitzstrahl das Licht der aufgehenden Sonne. Mein Gott, wie hell sie war, und sie schien mir unmittelbar blendend in die Augen. Ich schloß die Lider, und dann stürzten die Tränen aus meinen Augen, ich sank schluchzend auf einem Küchenschemel zusammen und blinzelte immer nur wieder in die Sonne.

Was sich verändert hatte? Ich werde es nie sagen können, aber alles hatte sich verändert. Warum? Ich weiß es nicht! Irgend etwas hatte mich berührt und wieder zum Leben erweckt, irgendeine mächtige Hand, so schien es mir. Ich ging dann durch die ganze Wohnung und ließ das Licht herein.

Etwas in mir hatte sich entschlossen, zu leben, etwas hatte ja gesagt, aber immer, wenn ich mich daran erinnere, habe ich das Gefühl, daß mich da eine Macht berührt hatte, die stärker und größer gewesen war als mein kleines menschliches Wollen und Trachten."

Der Wunsch, nicht mehr weiterzuleben, ist für Menschen, die einen großen Verlust erlitten haben, in einer Phase der Trauer ganz und gar verständlich und normal und sollte von niemandem verurteilt oder moralisierend beurteilt werden. Wenn wir uns als Begleitende aufrichtig beobachten, können wir häufig feststellen, daß sich hinter solch strengen Haltungen in der Regel unsere eigene Abwehr, Angst und Unsicherheit verbergen.

Tatsächlich hilfreich sind in Zeiten intensivster Trauer und Verzweiflung menschliche Wärme und Nähe, Verständnis und Mitempfinden, das Einfühlen in die innere und äußere Situation des Leidenden. Um zu einer solchen Haltung zu finden, hilft es, uns zu fragen: *Wie ginge es mir denn, wenn diese oder jene geliebte Person jetzt sterben würde?*

Dem Menschen in der Zeit der tiefsten Trauer kann es helfen, immer wieder Signale seiner *Lebensmüdigkeit* aussenden zu dürfen. Manchmal kann es auch sein, daß vorübergehende äußere Hilfen und Veränderungen es ermöglichen, die schwerste Zeit der Trauer zu überstehen. Für manche Trauernde kann das bedeuten, daß sie die Hilfe eines einfühlsamen Arztes oder Therapeuten in Anspruch nehmen, andere finden vielleicht für eine Weile Aufnahme bei Freunden und leben dort einfach mit, lassen sich von den anderen für eine Zeit tragen. Wieder andere bitten einen lieben, hilfreichen Menschen um intensive Unterstützung oder gehen vorübergehend an einen Ort, an dem sie Pflege und Fürsorge erhalten, um das Leben überhaupt noch ertragen zu können.

Im sozialen Miteinander erfordert es Aufmerksamkeit und Gespür dafür, ob in unserer Nähe ein Mensch lebt, dem es zur Zeit einfach nicht mehr möglich ist, auf die alte Weise weiterzuleben. Manchmal sind es gar nicht einmal die engsten Bekannten oder Verwandten, die die Rolle eines unterstützenden Begleiters übernehmen oder auch übernehmen können, sondern es sind Menschen, die gerade durch eine gewisse *positive Neutralität und liebevolle Distanz* wohltuend auf den Trauernden wirken. Viele Trauernde sagen später über eine solche belastende Periode: Eigentlich wollte ich nur allein sein, und doch war es gut, wenn ich jemanden in meiner Nähe wußte, der jederzeit für mich da war oder der sich einfach immer wieder kurz meldete. Das tat mir gut und war das, was ich wirklich brauchte. Viel mehr Nähe konnte ich gar nicht ertragen, aber diese Verläßlichkeit eines Menschen, der sich gleichzeitig nicht aufdrängte, hat mir eigentlich das Überleben ermöglicht.

Eines können wir uns als Trauernde schwer vorstellen: Diese Zeit, in der wir nicht mehr leben wollen und aus eigener Kraft es vielleicht auch nicht mehr können, vergeht allmählich. Allerdings geschieht dies nicht so schnell, wie wir das wünschen, und die Veränderungen finden in einem unablässigen Vor und Zurück statt. Das ist mühsam und anstrengend und macht uns oft ungeduldig und verzweifelt. Da erleben wir, daß es einen Tag lang, eine Woche oder auch einen Monat lang relativ gut ging, und nun stürzen wir wieder in den Abgrund der Trauer und Hoffnungslosigkeit, als wäre es noch nie besser gewesen. Im Gegenteil, wir haben das Gefühl, es ist schlimmer denn je. Über solche Wellenbewegungen, die so schwer anzunehmen und auszuhalten sind, geht es dann langsam, langsam immer ein Stückchen vorwärts. Manchmal merken wir selbst es kaum, aber unsere Umwelt kann es an kleinen Signalen und Zeichen erkennen. Eine unsensible Bemerkung wie *Na ja, jetzt geht es dir ja Gott sei Dank schon wieder viel besser* kann uns aber augenblicklich wieder in den Abgrund der Einsamkeit und Trostlosigkeit stürzen. Es braucht von uns aus viel Nachsicht und Geduld mit unseren Mitmenschen und von den Begleitenden viel Wärme, Treue und Durchhaltevermögen, um miteinander wieder auf sicheren Lebensboden zu gelangen.

An dieser Stelle seien noch einige möglicherweise hilfreiche Gedanken angemerkt:
- Versuchen Sie nicht, immer alles im Griff haben zu wollen. Lassen Sie sich ab und zu von anderen helfen.
- Wenn Sie Ihre Seele zu sehr mit Forderungen bedrängen, lähmen Sie sie. Die Seele sorgt, wenn wir sie lassen, für sich und gelangt aus einer höheren Weisheit heraus zur Heilung.

◆

Seit du begraben liegst auf dem Hügel,
Ist die Erde süß.

Wo ich hingehe nun auf Zehen,
Wandele ich über reine Wege.

O deines Blutes Rosen
Durchtränken sanft den Tod.

Ich habe keine Furcht mehr
Vor dem Sterben.

Auf deinem Grabe blühe ich schon
Mit den Blumen der Schlingpflanzen.

Deine Lippen haben mich immer gerufen,
Nun weiß mein Name nicht mehr zurück.

Jede Schaufel Erde, die dich barg,
Verschüttete auch mich.

Darum ist immer Nacht an mir,
Und Sterne schon in der Dämmerung.

Und ich bin unbegreiflich unseren Freunden
Und ganz fremd geworden.

Aber du stehst am Tor der stillsten Stadt
Und wartest auf mich, du Großengel.

*Else Lasker-Schüler, Gedichte*

MEMENTO

Vor meinem eigenen Tod ist mir nicht bang,
Nur vor dem Tode derer, die mir nah sind.
Wie soll ich leben, wenn sie nicht mehr da sind?

Allein im Nebel tast ich todentlang
Und laß mich willig in das Dunkel treiben.
Das Gehen schmerzt nicht halb so wie das Bleiben.

Du weißt es wohl, dem gleiches widerfuhr;
Und die es trugen, mögen mir vergeben.
Bedenkt: den eigenen Tod, den stirbt man nur,
Doch mit dem Tod der andern muß man leben!

*Mascha Kaléko, Verse für Zeitgenossen*

Lasst im Grünen mich liegen unter Blumen und Klee,
unter Blumen mich schmiegen, unter Blumen und Klee!
Wo nach Düften die Lüfte jagen, Strahlen des Lichts
auf Tautropfen sich wiegen, unter Blumen und Klee.
Wo nach Beute die Bienen und nach müßiger Lust
summen goldene Fliegen unter Blumen und Klee!
Unterm Klee und den Blumen, wo ich hüpfen euch sah,
gleich den Lämmern und Ziegen, unter Blumen und Klee.
Unter Klee und den Blumen, wo ermüdet zu früh
ihr ins Bettchen gestiegen, unter Blumen und Klee.
Hör ich drinnen das Atmen ihres Schlummers? O Luft,
will dein Hauch mich betrügen unter Blumen und Klee?

*Friedrich Rückert, Werke, Band 1*

Das einzige Gute fand ich heute – die Idee der unaussprechlichen Einsamkeit, die mich seit S. Tode umgibt – mit ihr ist für mich die ganze Welt ausgestorben. – Ich gehöre seitdem nicht mehr hierher.

*Novalis*

Es ist zu schwer, was ich erlitt,
Es ist zu stark, was mich bestritt,
Ich dacht', ich wollt' es besiegen,
Aber ich muß erliegen.

Es ist zu stark, was ich erlitt,
Es nimmt mich mit;
Ich will ihm widerstehen,
Aber ich muß mit gehen.

Ich wußt' es lange zuvor genug,
Ich trag' es nicht! Und ich ertrug
Es doch so lang', aber nun nicht mehr,
Nun ist es mir zu schwer.

Ich sagt' es meinem Mädchen ins Ohr,
Als ich sie verlor:
Wenn du nicht bleiben willst bei mir,
So muß ich gehn mit dir.

Sie ist nicht geblieben, und hat mit fort
Genommen mein Wort;
Ich fühle von Todesgewalten
Bei meinem Wort mich gehalten.

„Und wisse, daß du Unrecht tust,
Wenn du nachhängst der Schmerzenslust."
Ich hänge nicht nach dem Schmerz,
Aber es bricht mein Herz.

*Friedrich Rückert, Werke, Band 1*

Es ist genug

Es ist genug! So nimm dann meine Seele
  Die müde Seele nimm zu dir.
Du weißt, wie ich die Augenblicke zähle,
  Du kennst dies bange Herz in mir,
Das oft, getäuscht, dem Tod entgegenschlug:
Es ist genug!

*Christian Friedrich Daniel Schubart,*
*nach dem Ersten Buch der Könige*

Es ist unschwer zu erkennen, daß jede im Geiste aufkommende Pein und Konfusion von einem intensiven Verlangen nach Beendigung des Leidens begleitet wird. Vielleicht stellt die Selbsttötung tatsächlich den Versuch dar, Kontrolle über eine Situation zu gewinnen, von der man meint, daß man sie anders nicht meistern könne. Sie scheint für viele die einzige Alternative zur völligen Niederlage zu sein. Der Selbstmord entspringt nicht aus einem Haß gegen das Leben, sondern aus der Begierde nach ihm, aus einem Verlangen nach einer wunschgemäßen Entwicklung der Dinge, nach einer Lebenserfüllung in Augenblicken scheinbarer innerer Leere. Für viele mag der Selbstmord die Manifestation eines enttäuschten „Lebenswillens" sein. Anderen wiederum mag das Leben aufgrund des Schmerzes nicht mehr lebenswert erscheinen.

*Stephen Levine, Wege durch den Tod*

JEDER MENSCH FÜHLT, wenn für ihn selbst der Wunsch, sein Leben ablegen zu dürfen, gekommen ist. Für mich ist er da. Daran ändert nichts, ob ich noch etwas hierbleiben kann oder nicht. Von Euch fortgehen zu müssen, von Euch und Euren Kindern, wird mir furchtbar schwer. Aber die unstillbare Sehnsucht nach dem Tode bleibt. Könnt Ihr Euch entschließen, mich an Eure Brust zu nehmen. Wie dankbar würde ich sein. Erschreckt nicht und versucht es nicht, es mir auszureden. Ich segne mein Leben, das mir bei allem Schweren so unendlich viel Gutes gegeben hat. Ich habe es auch nicht verschleudert, ich habe nach meinen besten Kräften gelebt, ich bitte Euch nur, laßt mich jetzt fortgehen, meine Zeit ist um.

*Käthe Kollwitz, Briefe an den Sohn*

VIELE BEGEHEN SELBSTMORD, wenn sie das Gefühl haben, daß es „keine Hoffnung mehr" gibt. Aber Hoffnung entspringt aus Furcht, aus Mangel. Erst wenn wir keine Furcht mehr kennen, werden wir fähig sein, ohne Hoffnung zu leben. Jene, die in Dantes *Inferno* durch das Tor schritten, lasen die Worte: „Laßt, die ihr hier eintretet, alle Hoffnung fahren." Sie stellen keinen Fluch, sondern einen Segen dar. Sie besagen, daß alle Verklammerung an zukünftigen Möglichkeiten das schmerzvolle Unvermögen hervorruft, die Gegenwart zu erleben. Die Hoffnung veranlaßt uns, uns wieder und wieder selbst zu töten. Dies läßt sich leicht sagen, doch es ist denjenigen schwer zu übermitteln, die sich töten wollen. Aber wenn du dein Leben schließlich so voll und ganz lebst, daß du die Hoffnung aufgeben kannst, wirst du fähig sein, jene furchtlose Weiträumigkeit auch anderen zu erschließen, so daß sie dem Leiden in ihrem Herzen Raum geben können. Wenn wir die Verhaftung an unserer Angst losgelassen haben, dann umgeben wir jene, die einen Selbstmord erwägen, mit einer optimalen Sphäre. Wir werden dann zu einem Raum, in den sie eintreten und sich nach Belieben von ihrem Leid lösen können. Sie können den nächsten kleinen Schritt vollziehen, den nächsten sanften Eintritt in das Unbekannte.

*Stephen Levine, Wege durch den Tod*

WENN DANN WIRKLICH ALLE KRAFT ZU ENDE IST und wir zerbrechen (es muß nicht im physiologischen Tode geschehen, es können Ereignisse eintreten, die uns bei lebendigem Leibe töten) – nun, dann brauchen wir nicht mehr zu hoffen; wir entscheiden uns in diesem Fall aber auch nicht frei für die Hoffnungslosigkeit. Uns ist dann alles abgenommen. Die Hoffnung, die uns bis dahin trug, trägt uns weiter, auch wenn wir sie nicht mehr tragen.

*Sr. Lucia, Mit großen Denkern das Leben meistern*

AUCH IN FRÜHEREN JAHREN schon hatte ich ähnliche Stunden ausgekostet. Damals war jede solche Verzweiflung mir so erschienen, als sei ich, verirrter Pilger, am äußersten Rande der Welt angelangt, und es sei jetzt nichts mehr zu tun, als der letzten Sehnsucht zu folgen: sich vom Rande der Welt ins Leere fallen zu lassen, in den Tod. Mit der Zeit war die Verzweiflung zwar oftmals wiedergekehrt, der heftige Drang zum Selbstmord aber hatte sich verwandelt und war beinahe erloschen. Es war mir der „Tod" kein Nichts mehr, keine Leere, keine Negation. Es war auch vieles andre anders geworden. Die Stunden der Verzweiflung nahm ich jetzt so, wie man starke körperliche Schmerzen nimmt: man erduldet sie, klagend oder trotzig, man fühlt, wie sie schwellen und zunehmen, und spürt eine bald wütende, bald spöttische Neugierde, wie weit das noch gehen, wie hoch der Schmerz sich noch steigern könne.

*Hermann Hesse, Die Morgenlandfahrt*

WIE TAUSENDE VON SEINESGLEICHEN, machte er aus der Vorstellung, daß ihm zu jeder Stunde der Weg in den Tod offenstehe, nicht bloß ein jugendlich-melancholisches Phantasiespiel, sondern baute sich aus eben diesem Gedanken einen Trost und eine Stütze. Zwar rief in ihm, wie in allen Menschen seiner Art, jede Erschütterung, jeder Schmerz, jede üble Lebenslage sofort den Wunsch wach, sich durch den Tod zu entziehen. Allmählich aber schuf er sich aus dieser Neigung gerade eine dem Leben dienliche Philosophie. Die Vertrautheit mit dem Gedanken, daß jener Notausgang beständig offen stehe, gab ihm Kraft, machte ihn neugierig auf das Auskosten von Schmerzen und üblen Zuständen, und wenn es ihm recht elend ging, konnte er zuweilen mit grimmiger Freude, einer Art Schadenfreude, empfinden: „Ich bin doch neugierig zu sehen, wie viel eigentlich ein Mensch auszuhalten vermag! Ist die Grenze des noch Erträglichen erreicht, dann brauche ich ja bloß die Tür zu öffnen und bin entronnen." Es gibt sehr viele Selbstmörder, denen aus diesem Gedanken ungewöhnliche Kräfte kommen.

Andrerseits ist allen Selbstmördern auch der Kampf gegen die Versuchung zum Selbstmord vertraut. Jeder weiß, in irgendeinem Winkel seiner Seele, recht wohl, daß Selbstmord zwar ein Ausweg, aber doch nur ein etwas schäbiger und illegitimer Notausgang ist, daß es im Grunde edler und schöner ist, sich vom Leben selbst besiegen und hinstrecken zu lassen als von der eigenen Hand …

*Hermann Hesse, Tractat vom Steppenwolf*

Ich muss gestehen, es sind alle diese unerhörten Verhältnisse, die mir, hier zu sein, bei allem Schmerz, köstlich machen – und je weiter ich lebe, desto nötiger scheint es mir, auszuhalten, das ganze Diktat des Daseins bis zum Schluß nachzuschreiben; denn es möchte sein, daß erst der letzte Satz jenes kleine, vielleicht unscheinbare Wort enthält, durch welches alles mühsam Erlernte und Unbegriffene sich gegen einen herrlichen Sinn hinüberkehrt. Und wer weiß, ob wir nicht in jenseitigen Verhältnissen irgendwie davon abhängen, daß wir hier zu dem Ende gekommen sind, das uns nun einmal bereitet war.

*Rainer Maria Rilke, Briefe*

Ob ich Verzweiflung kenne?
Ob ich diesen Zustand kenne? Nein, so nicht. Ich kenne Zeiten der Dunkelheit, in denen ich mich frage, ob es Sinn hat weiterzuleben. Ich fühle mich in einem engen finstern endlosen Tunnel, in dem ich immer weiterlaufe. Das ist der Zustand, der den Gedanken an Selbstmord nahelegt. Aber etwas in mir weiß aus Erfahrung, daß der Tunnel nicht endlos ist und daß schließlich doch ein Schimmer von Licht erscheint. Ich muß oft lange warten, bis mich der Tunnel ins Licht entläßt. Ich weiß, daß der Tunnel mit seinem herz-abwürgenden Verlassenheits-Gefühl eine Versuchung ist, eine Prüfung meines Vertrauens in den *Sinn.* Ob mich die wiederholte Erfahrung vom Wechsel zwischen Finsternis und Licht nicht zur sacra indifferentia bringt, zum heiligen

Gleichmut? In gewissem Sinne ja. Auf der spirituellen Ebene ja.

*Luise Rinser, Fließendes Licht*

WENN IN BANGEN TRÜBEN STUNDEN
Unser Herz beinah verzagt,
Wenn von Krankheit überwunden
Angst in unserm Innern nagt;
Wir der Treugeliebten denken,
Wie sie Gram und Kummer drückt,
Wolken unsern Blick beschränken;
Die kein Hoffnungsstrahl durchblickt:
O! dann neigt sich Gott herüber,
Seine Liebe kommt uns nah,
Sehnen wir uns dann hinüber,
Steht sein Engel vor uns da,
Bringt den Kelch des frischen Lebens,
Lispelt Mut und Trost uns zu.
Und wir beten nicht vergebens
Auch für die Geliebten Ruh.

*Novalis*

WANDERERS NACHTLIED
Über allen Gipfeln
Ist Ruh',
In allen Wipfeln
Spürest du
Kaum einen Hauch;
Die Vöglein schweigen im Walde
Warte nur, balde
Ruhest du auch.

*Johann Wolfgang von Goethe*

# Ich suche dich überall

## *Vom Noch-nicht-loslassen-Können*

> Ich lerne es täglich, lerne es
> unter Schmerzen,
> denen ich dankbar bin:
> Geduld ist alles.
>
> *Rainer Maria Rilke*

Das Erleben von Unwirklichem, von Bildern, Sinneswahrnehmungen oder Gefühlen, die sich nicht mehr im sogenannten *Vernünftigen* bewegen, ist Teil eines jeden intensiven Trauerprozesses. Wünsche und Hoffnungen schaffen Illusionen und Wahrnehmungsbilder. Es ist der Versuch der Seele, die schmerzliche Wirklichkeit zu verändern, umzudeuten und erträglicher zu machen. Sie vertagt einen Moment lang die grausame Wirklichkeit, legt sich einen wärmenden Schutzmantel um, um das Leben für eine Weile erträglicher zu machen. Auch das Verdrängen, das *Nichtwahrhaben-Wollen,* das *Noch-nicht-annehmen-Können* und das *Noch-nicht-loslassen-können* sind solche Schutzmaßnahmen der Seele, die eine Zeitlang eine gute und heilsame Aufgabe erfüllen.

Im Inneren heißt es: *Ich kann dich noch nicht loslassen und möchte dich einfach noch bei mir behalten. Ich kann und will die Endgültigkeit unserer Trennung noch nicht annehmen.* So kann es sein, daß wir beim Betrachten des Verstorbenen meinen, die Brust würde sich doch noch heben und senken, oder die verstorbene Person habe uns angeschaut oder die Hand ganz sachte bewegt.

Wir grübeln vielleicht darüber nach, ob der geliebte Mensch wirklich tot im Sarg liegt, oder ob er doch gar nicht verstorben ist.

Eine Frau gestand verschämt: „Ich habe sogar die Schranktüre von unserem Kleiderschrank aufgemacht, um zu schauen, ob er sich vielleicht dort versteckt habe. Dann war ich so entsetzt über mich, daß ich ganz erschrocken war und für eine Zeit dachte, ich sei verrückt geworden."

Der Trauernde kann den Verstorbenen also oft noch gar nicht loslassen, sucht ihn, hofft, ihn doch im nächsten Augenblick zu sehen, oder glaubt, er sei nur auf eine Reise gegangen und kehre bald wieder nach Hause zurück. Ganz extrem kann das sein, wenn wir den Toten nicht mehr gesehen haben, nicht wirklich von ihm Abschied nehmen konnten. Manche Menschen warten dann vielleicht auf verborgene Weise – und manchmal ihnen selbst nicht einmal bewußt – ein Leben lang auf sein Wiederkommen.

Das erfordert im Umgang mit Trauernden Einfühlungsvermögen, Geduld und Güte, denn es wäre hart und grausam, wollten wir ihnen mit dem unbedingten Pochen auf die Wahrheit diese schützende Haut abreißen.

Da kann es sein, daß wir dem Trauernden seine Phantasien und seine Wunschprojektionen ein Stück weit lassen müssen. Manchmal ist ein liebevolles Schweigen und Stehenlassen angesagt, manchmal kann eine Bemerkung wie *Ja, so erlebst du das jetzt* oder *Ich kann das glaube ich verstehen, daß du das jetzt so siehst* hilfreich sein. Der Trauernde weiß in der Tiefe ja ohnehin, daß seine Wahrnehmung subjektiv ist.

Das langsame, schrittweise Loslassen des Verstorbenen ist ein Regulativ der Seele, das letztlich der inneren Gesundheit des Erlebenden dient. Wie lange und in welcher Form dieses langsame Annehmen des Todes sich vollzieht, ist von der Lebensgeschichte und der Beziehung zu dem Toten abhängig. Bei einem Ehepaar, das fünfzig Jahre gemeinsam verbrachte, bevor einer der beiden starb, ist es gut verstehbar, daß für den Zurückbleibenden die Realität des Verlustes vielleicht gar nicht mehr annehmbar sein wird. Er bleibt dann für den Rest seines Lebens innigst mit dem Verstorbenen verbunden, läßt ihn bis zu seinem eigenen Tod nicht los.

Über längere Zeit also suchen manche Menschen den geliebten Toten weiterhin auf der Erde. Sie suchen ihm zu begegnen oder ihn in sich selbst als lebend zu erhalten. Es kann sein, daß sich später die Blickrichtung verändert und wir den Toten nicht mehr auf Erden suchen, sondern ihn uns in einer anderen Wirklichkeit vorstellen oder ihm sogar dort zu begegnen suchen. Es ist verständlich, daß Menschen aus diesem Verlangen heraus immer wieder versucht sind, magische Praktiken zur Begegnung mit den Toten anzuwenden. Andererseits entwickeln viele Menschen aber auch ein inneres Gefühl, das ihnen sagt, daß sie den Verstorbenen nicht belasten wollen, nicht *hinabziehen* wollen. Da kann dann der Gedanke entstehen: *Ich möchte dich loslassen, damit du für das frei bist, was jetzt für dich wichtig ist. Meine Bande sollen dich nicht hemmen und beengen. Ich liebe dich immer noch und möchte für dich das Beste.* So können wir zu einer Reife gelangen, durch die uns das Loslassen zu einem natürlichen Bedürfnis wird.

Selbst noch nach Jahren kann es zum eigenen Erstaunen geschehen, daß wir plötzlich einen Menschen sehen, der eine gewisse Ähnlichkeit mit dem Verstorbenen hat, und wir haben für Augenblicke, den Eindruck, wir begegneten dem geliebten Verstorbenen.

„Es war zwei Jahre nach Luisas Tod. Ich war zu einer Tagung nach Berlin gefahren. Ich hatte es eilig, zur Tagungsstätte zu kommen, und bog mit schnellen Schritten um die Ecke eines U-Bahn-Schachtes. Da sah ich SIE! Das Herz schien mir stehenzubleiben, und gleichzeitig hatte ich das Gefühl, es schlüge mir so sehr, daß es mich zerrisse. SIE stieg in diesem Moment in eine Bahn, einige andere Personen drängelten sich nach, um noch mitzukommen. Panikartig rannte ich auf den Zug zu und erwischte noch eine gerade sich schließende Tür im hinteren Teil der U-Bahn. Die Bahn setzte sich mit großer Geschwindigkeit in Gang und raste, wie es mir schien, dahin. Mein einziger Gedanke war, SIE zu sehen. Ich will SIE ansprechen, will IHR in die Augen sehen. Während der Zug unruhig hin und her schwankte, quetschte ich mich durch die dicht stehenden Menschen. Wo nur war das Abteil, in das SIE verschwunden war? Würde ich es erreichen? Würde ich es schaffen, zu IHR zu kommen? Noch immer klopfte mir das Herz, und ich schwitzte in meinem schweren Wintermantel. Da! Die Bahn hielt. Fahrende stiegen aus. Hatte ich SIE verpaßt? Ich konnte SIE auf dem Bahnsteig nicht ausfindig machen, aber es waren auch so entsetzlich viele Menschen, die aus- und einstiegen. Wieder setzte sich der Zug in Bewegung, eilte dahin. Ich schob mich weiter durch die Abteile. Hier ungefähr mußte es doch sein, wo SIE eingestiegen war. Ja wirklich! Ich schob die Waggontür des nächsten Abteils auseinander, da saß SIE, hatte die Beine übereinandergeschlagen und las in einem Buch. Der graue Mantel, die Frisur, ja selbst die Schuhe … mein Gott, es war alles so … Für Augenblicke sah ich Dich, ja, Du warst es. Was mich in diesem Moment erfüllte, kann ich nicht in Worte fassen, Seligkeit, Schmerz, Zeitlosigkeit und vieles, vieles mehr. Eines hatte sich jedoch gänzlich verändert, ich war ruhig geworden. Alles in mir war still und beobachtete Dich. Ich konnte es ja ganz ungeniert tun, da Du so in Dein Buch vertieft warst. Dann fiel mein Blick auf den Titel des Buches, und ein bohrender Schmerz drehte sich mir ins Herz: Der Titel, der Titel des Buches, nein, so etwas hättest Du nie gelesen, das warst nicht Du, das wußte ich nun mit schmerzhafter Gewißheit. Mein Blick wanderte zu ihrem Gesicht, zu ihren Zügen. Ja, es war verblüffend. Wie konnte ein Mensch einem anderen so ähnlich sein. Aber Du, Du warst es nicht. Es gab kleine Abweichungen. Die Oberlippe war etwas voller, der Haaransatz etwas anders. Mein Gott, wie genau hatte man einen geliebten Menschen, auch noch nach Jahren, in seiner Erinnerung, da gab es keine Täuschung. Die Dame erhob sich, klappte das Buch zu. Nein, Du, Luisa, warst es nicht. Noch einmal zuckte ich zusammen. Die Frau vor mir – Du – sie sagte: ‚Könnten Sie mich bitte einmal vorbeilassen?' Und die Stimme, auch die Stimme hatte eine so große Ähnlichkeit. Wie konnte das sein! Wie unsagbar weh tat es mir, aus einem fremden Mund Deine Stimme zu hören. Ich machte ihr Platz und sah ihr für einen Moment in die Augen. Nein, nun wußte ich es endgültig. Der Blick, der Blick ihrer Augen, der Blick Deiner Augen, es waren niemals die gleichen Blicke, wenn auch sonst so vieles von täuschender Ähnlichkeit war. Die Frau näherte sich der U-Bahn-Tür, der Zug hielt an, sie stieg aus und steckte auf dem Perron das Buch in ihre Tasche. Ich konnte sie gehen lassen. Ich konnte das Bild loslassen. Ich hatte nicht einmal mit ihr sprechen müssen.

An der nächsten Haltestelle stieg ich aus und nahm die Bahn in die Gegenrichtung. Ich war ja in eine falsche Richtung gefahren."

◆

VOLL VERZWEIFELTER HOFFNUNG gehe ich umher und suche nach ihr in allen Winkeln des Hauses, ich finde sie nicht.

Mein Haus ist klein, und was einmal ging, kann sich nie wiederfinden. Aber unendlich groß ist dein Haus, o Herr, und sie suchend kam ich an deine Tür.

Ich stehe unter dem goldenen Dach deines Abendhimmels und hebe die flehenden Augen zu deinem Antlitz.

Ich kam zum Rande der Ewigkeit, in der nichts schwindet – nicht Hoffnung, nicht Glück und nicht das Bild eines Angesichtes durch Tränen geschaut.

Oh, tauch mein entleertes Leben in jenen Ozean, versenk es in seine tiefste Fülle. Laß mich noch einmal fühlen im weiten Weltall die süße verlorne Berührung.

*Rabindranath Tagore, Gitanjali*

Wenn ihr mich sucht,
sucht mich in euren Herzen.

Habe ich dort eine Bleibe gefunden,
lebe ich in euch weiter.

*Verfasser unbekannt*

Es schreit in mir
Es schreit in mir.
Unvernehmbar,
außer in der Tiefe meiner Seele.

Von Augenblick zu Augenblick
halte ich fester,
und ich weiß,
wenn ich dich noch länger halte,
kann ich dich nie mehr gehen lassen.

Ungläubig habe ich innerlich geschrien,
als sie dich von mir nahmen.
Meine letzte Chance, dich zu berühren,
dich zu halten
und bei dir zu sein,
du ach so besondere Liebe,
die ich für all zu kurze Zeit
kannte.

Und doch kenne ich dich für immer.

*Julie Fritsch / Ilse Sherokee, Unendlich ist der Schmerz*

Von den Mauern Widerklang –
Ach! – im Herzen frägt es bang:
Ist es ihre Stimme?
Und vergebens sucht mein Blick:
Kehret mir ein Ton zurück? –
Ist's nur meine Stimme? –

*Clemens Brentano*

Oft denk' ich, sie sind nur ausgegangen,
Bald werden sie wieder nach Haus gelangen,
Der Tag ist schön, o sei nicht bang,
Sie machen nur einen weiteren Gang.

Jawohl, sie sind nur ausgegangen,
Und werden jetzt nach Haus gelangen;
O sei nicht bang, der Tag ist schön,
Sie machen den Gang zu jenen Höh'n.

Sie sind uns nur voraus gegangen,
Und werden nicht hier nach Haus verlangen,
Wir holen sie ein auf jenen Höh'n
Im Sonnenschein, der Tag ist schön.

Du brauchst nicht deinen Schmerz zu nähren,
Er wird von selbst im Herzen währen.
Du brauchst ihn auch nicht zu bekämpfen,
Du wirst ihn doch nicht niederdämpfen.

*Friedrich Rückert, Werke, Band 1*

Er hatte sich das nicht überlegt, sondern mechanisch war er ihren Schritten gefolgt, diesmal ganz dicht hinterdrein, in der atemlosen Furcht, sie zum zweitenmal zu verlieren – hier in diesem alten Stadtteil mit seinen gewundenen und im Zickzack laufenden Gassen.

Sicherlich war es ihm nicht einen Augenblick in den Sinn gekommen, daß er etwas Ungewöhnliches täte, indem er eine Frau verfolgte. War es doch *seine* Frau, die er auf diesem Spaziergang im Dämmerlicht verfolgte und die er bis an ihr Grab zurückgeleiten wollte ...

*Georges Rodenbach, Das tote Brügge 1892*

ICH SUCHE NIRGENDS MEHR DEIN GESICHT. Lange tauchtest du überall auf. Wie sollte ich einen Weg, eine Straße, ein Ufer finden, das wir nicht gemeinsam gekannt hätten? Ich mußte fliehen oder jedem Ort allein begegnen. In der Betriebsamkeit der Menge, in der Einsamkeit eines Waldweges sah ich nur dich. Mein Verstand wies diese Trugbilder von sich, aber mein Herz suchte sie. Du warst fern und nah.

*Anne Philipe, Nur einen Seufzer lang*

IN DES WALDES HEIL'GEM SCHWEIGEN
werd' ich meine Kinder sehn,
In den Knospen, an den Zweigen
werd' ich meine Kinder sehn.
In saphirnen Wiegen schaukelt
Mutter Luft ihr Frühlingskind;
In den Knospen, an den Zweigen
werd' ich meine Kinder sehn.
In den Blumen, die der Sonne
wenden Kinderaugen zu
Und im Wind sich kindisch neigen,
werd' ich meine Kinder sehn.
Wo durchs grüne Laubesgitter
golden bricht der Sonnenstrahl,
In der Sonnenstäubchen Reigen
werd' ich meine Kinder sehn.

Wo im Nest sich Tauben schmiegen,
Fische schlüpfen hin im Bach,
Schmetterling' aus Blumen stiegen,
werd' ich meine Kinder sehn.
Schlank vor mir emporgewachsen
als Zypress' und Pinie,
Mit Gebärden fremd und eigen
werd' ich meine Kinder sehn.
An der Stelle meines Bildes,
das im Spiegel von Kristall
Mir der Bach allein will zeigen,
werd' ich meine Kinder sehn.
Wenn ich meine Augen schließe,
kann ich fühlen, sie sind nah;
In des Herzens heil'gem Schweigen
werd' ich meine Kinder sehn.

*Friedrich Rückert, Werke, Band 1*

# Verzeih mir …

## *Von Schuld und Vergebung*

Daß Menschen in Schuld geraten,
ist schlimm;
aber sich schuldig zu fühlen und
nicht an Vergebung glauben zu
können –
das ist die Hölle.

*Eugen Drewermann*

Schuldgefühle können uns ein Leben lang begleiten, uns bewußt oder unbewußt belasten und Auswirkungen auf unser gegenwärtiges Leben haben. Ebenso kann uns aber auch Schuld, die uns von anderen zugefügt wurde, am Leben hindern und uns belasten.

Besonders schwer, sich von diesen möglicherweise gegenseitigen Schuldgefühlen zu befreien, ist es, wenn die mitbetroffene Person nicht mehr lebt.

Schuld bindet, und besonders da, wo wir glauben, nichts wiedergutmachen oder keine Entlastung mehr erfahren zu können.

Wir haben aber auch immer wieder erfahren: so wie Schuld über lange Zeiträume hinweg in uns wirkt, so kann sie sich auch über alle Grenzen von Raum und Zeit hinweg lösen.

Viele Menschen, die den Mut finden, die Schuld zu benennen, sie zu betrachten, einzuordnen und zu beklagen, erleben, daß sich sehr viel lösen kann und sie auf eine natürliche Weise zu dem Bedürfnis kommen, zu vergeben. Diese Bereitschaft entwickelt sich langsam mit der inneren Auseinandersetzung, findet ihren Weg über längere Zeit. Vergebung kann nicht erzwungen werden, aber wenn es uns gelingt, uns von unserer Schuld zu befreien, kann sich unser Leben verändern und lebendiger werden.

Es ist hilfreich, auch dem Verstorbenen gegenüber, die eigene Schuld zu benennen, sie vielleicht im Zusammenhang mit unserem Wesen und Schicksal zu verstehen und um Vergebung zu bitten. Wenn diese Bitte um Vergebung wirklich aus dem Herzen kommt, können wir oft spüren, wie sich ein Knoten in unserem Inneren und im Verhältnis zum Verstorbenen löst. Da kann es sein, daß ich erkenne: seitdem ich diese Sache bekannt habe, habe ich das Gefühl, daß meine Beziehung zu dem Toten befreit ist. Ich spüre, daß dem inneren Kontakt mit ihm nun nichts mehr im Wege steht.

Wir können uns in der Stille dem Toten zuwenden und aus einem echten Empfinden heraus sagen:

*Bitte verzeih mir. Bitte vergib mir!*

Oder wir können die folgende Meditation laut oder leise sprechen und im Fühlen und Denken an den Verstorbenen richten:

*Ich fühle mich schuldig.*
*Ich bin an dir schuldig geworden.*
*Verzeih mir bitte,*
*ich bitte dich,*
*vergib mir meine Schuld.*
*Es tut mir so weh,*
*ich weiß heute,*
*daß es falsch war.*
*Damals glaubte ich,*
*nicht anders*
*handeln zu können.*
*Bitte verzeih mir.*
*Ich bin an dir*
*in meinen Gedanken*
*schuldig geworden,*
*meine Gefühle waren*
*manchmal negativ*
*und lieblos,*

*und manchmal*
*habe ich nicht richtig*
*gehandelt.*
*Bitte verzeih mir.*

*Ich bin unbewußt und*
*auch bewußt*
*an dir schuldig geworden.*
*Es tut mir so leid.*
*Ich bitte dich, mir all meine*
*kleinen und großen Fehler*
*nicht weiter nachzutragen*
*und mir zu vergeben.*

Anders und vielleicht bedrückender empfinden wir ein Unrecht, das uns von dem Verstorbenen angetan wurde und vor dem Tod desjenigen nicht mehr geklärt werden konnte. Zurück bleibt oft das bittere Gefühl, daß ich ihn ja nun nicht mehr erreichen kann, um ihm zu sagen, wie es in mir ausschaut.

Wir haben immer wieder erfahren, daß das so nicht stimmt. Wenn es uns möglich wird, uns dem Verstorbenen wirklich zuzuwenden, wenn wir versuchen, uns seine Präsenz in uns zu vergegenwärtigen, kann dieser Dialog im Innern genauso vollzogen werden, als sei der andere noch am Leben. Wir können dann spüren, daß wir einer verborgenen Kraft begegnen, die uns in unserem Schmerz annimmt und versteht. Dadurch können sich unsere Verbitterungen und Verhärtungen lösen. Die Wunde ist vielleicht noch da, aber es kann sich nun langsam Schorf über ihr bilden, sie kann von innen her heilen und vernarben. Auch hier ergibt sich eine Veränderung im Verhältnis zu dem Verstorbenen. Wir werden ihm gegenüber verständnisvoller, etwas in uns wird milder und versöhnter. Vielleicht erleben wir auch im Hinblick auf den Toten, daß es auch ihm nun bessergeht, daß auch für ihn mit dieser Vergebung etwas Wesentliches geschehen ist.

Durch meine Vergebung hat sich auch für ihn etwas verändert, und er kann nun befreiter seinen Weg fortsetzen.

◆

Wie gehe ich jetzt mit meinen Schuldgefühlen um – Schuldgefühlen wegen der Zeit, die ich nicht nutzte, um ihn auf eine Wanderung mitzunehmen, der Zeit, in der ich die Arbeit dem Zusammensein mit ihm vorzog, der Zeiten, in denen ich das Briefeschreiben verschob, der Zeiten, in denen ich ohne Grund ärgerlich über ihn geworden bin, – wegen all der Male, als ich ihn verletzt habe, der Male, als ich es merkte, und der Male, als ich es nicht merkte, aber hätte merken müssen. Schuldgefühle wegen der Male, als er traurig war und ich es sah, aber wenig oder nichts tat, ihn zu trösten; wegen all der Male, die ich nicht die besondere Form jenes Ebenbildes Gottes gepriesen habe, das unter uns war und das er war, und wegen all der anderen Male, als ich es getan, aber ihm nicht gesagt habe; wegen all der Male, als er bewundernswert war oder etwas Prächtiges tat und ich unaufmerksam oder stumm war – manchmal, weil meine ganze Aufmerksamkeit meinen eigenen Vorhaben galt, manchmal, weil meine eigenen Sorgen meine ganze Aufmerksamkeit in Anspruch nahmen. Und manchmal, weil ich nicht wollte, daß ihm seine besondere Begabung „zu Kopfe stiege".

Was mache ich mit diesem Korb voller Schuldgefühle? Wie gehe ich um mit dem Gefühl meiner Schuld, daß ich ihn nicht öfter und entschiedener vor den Gefahren des Bergsteigens gewarnt habe? Solange ein Mensch lebt, können wir Fehler korrigieren – können wir um Verzeihung bitten, wenn wir dabei nicht einen zu großen Stolz überwinden müssen; können wir unsere gewohnte Art ändern, sofern uns unsere eigenen Pläne nicht mehr am Herzen liegen als der andere Mensch. Aber wenn ein Mensch tot ist, was tun wir dann mit unseren Schuldgefühlen?

Ein Freund warnte mich vor dieser Frage. Nimm nicht immer deine Schuldgefühle durch, sagte er. Aber sie kommen mir einfach in den Sinn, ohne daß ich sie wieder durchnehmen möchte. Soll ich sie unterdrücken? Soll ich meinem Gedächtnis Zwang antun, um diesen Vorbeimarsch alles dessen, was ich am liebsten anders gehabt hätte, aufzuhalten?

Nein, ich will das nicht tun. Etwas zu verdrängen ist nicht meine Art.

Ich glaube, daß Gott mir vergibt. Ich zweifle nicht daran. Die Sache zwischen Gott und mir ist abgeschlossen. Aber wie steht es mit der Sache zwischen Eric und mir? Denn meine Schuldgefühle bleiben. Was mache ich mit der von Gott vergebenen Schuld? Mag sein, daß einiges, worunter ich leide, Vergebung gar nicht nötig hat; mag sein, daß ich manchmal wirklich das Beste tat. Völlige Liebe ist in dieser unserer gefallenen Welt nicht immer möglich. Dennoch empfinde ich Schuld.

Damit muß ich leben. Ich werde meine Schuldgefühle als ein Stück meines Lebens akzeptieren, sie einreihen in die Zahl der Wunden, die ich mir selber beigebracht habe. Aber ich will nicht endlos auf sie starren. Ich werde es zulassen, daß mich die Erinnerungen anspornen, es bei den noch Lebenden besser zu machen. Und ich werde es zulassen, daß sie mir den Blick schärfen und die Hoffnung auf jenen großen Tag steigern, der kommen wird und an dem wir uns alle miteinander in die Arme nehmen können und sagen: „Verzeih mir bitte."

Der Gott der Liebe wird uns gewiß einen solchen Tag gewähren. Die Liebe braucht das.

*Nicolas Wolterstorff, Klage um einen Sohn*

Wenn du von der anderen Welt zurückkämest,
für eine kleine Weile zurückkämest,
wir würden mit unseren Worten sorgsamer umgehen,
inniger sein als zuvor,
sehender.
Aber wir sähen zuwenig,
immer noch viel zuwenig.
Und wenn wir wieder getrennt würden,
hätten wir vielleicht unsere Schuld aufgehoben
und eine andere hinzugenommen,
weil wir nicht überall sein können.

*Charlotte Knöpfli-Widmer, Die Kraft der Trauer*

Dass Menschen in Schuld geraten, ist schlimm; aber sich schuldig zu fühlen und nicht an Vergebung glauben zu können – das ist die Hölle.

Man sagt, daß Schuld vereinsamt. Das ist wahr. Man wagt es nicht, dem anderen unter die Augen zu treten. Man trägt die Schuld wie ein Geheimnis mit sich herum. Niemanden traut man sich etwas davon zu sagen. Alle Sorge richtet sich mehr und mehr darauf, das Gesicht nicht zu verlieren. Von Tag zu Tag wächst die Schuld auf diese Weise immer enger mit dem eigenen Ich zusammen. Schließlich schämt man sich schon gar nicht mehr der Schuld, sondern dafür, überhaupt zu leben. Daß man sie ändern könnte, erscheint unmöglich. So schließen sich die Türen des Gefängnisses. Starre, Einsamkeit, ein ewiges Doppelspiel, eine zunehmende Veräußerlichung, schließlich ein Abscheu, überhaupt noch an sich zu denken – das macht die Schuld zu einem unentrinnbaren Getto der Angst und der Scham. Was das Thema der Vergebung so wichtig macht, ist der Umstand, daß wirkliche Schuld ohne Vergebung unerträglich quälend ist.

*Eugen Drewermann, Ich steige hinab in die Barke der Sonne*

EIN SCHLECHTES GEWISSEN – man hat es einigen Menschen, besonders Toten gegenüber, man hat nicht genug Liebe gezeigt, und nun vermeidet man noch, eben aus diesem Grunde, an sie zu denken, womit man ihnen dann in alle Ewigkeit unrecht tut.

*Marie Luise Kaschnitz, Tage, Tage, Jahre*

ABSCHIED
Ich wollte dir immerzu
Viele Liebesworte sagen,

Nun suchst du ruhlos
Nach verlorenen Wundern.

Aber wenn meine Spieluhren spielen
Feiern wir Hochzeit.

O, deine süßen Augen
Sind meine Lieblingsblumen.

Und dein Herz ist mein Himmelreich …
Laß mich hineinschaun.

Du bist ganz aus glitzernder Minze
Und so weich versonnen.

Ich wollte dir immerzu
Viele Liebesworte sagen,

Warum tat ich das nicht?

*Else Lasker-Schüler, Gedichte*

ICH HATTE DICH LIEB, mein Töchterlein!
Und nun ich dich habe begraben,
Mach' ich mir Vorwürf', ich hätte fein
Noch lieber dich können haben.

Ich habe dich lieber, viel lieber gehabt,
Als ich dir's mochte zeigen;
Zu selten mit Liebeszeichen begabt
Hat dich mein ernstes Schweigen.

Ich habe dich lieb gehabt, so lieb,
Auch wenn ich dich streng gescholten;
Was ich von Liebe dir schuldig blieb,
Sei zwiefach dir jetzt vergolten!

Zu oft verbarg sich hinter der Zucht
Die Vaterlieb' im Gemüte;
Ich hatte schon im Auge die Frucht,
Anstatt mich zu freuen der Blüte.

O hätt' ich gewußt, wie bald der Wind
Die Blüt' entblättern sollte!
Tun hätt' ich sollen meinem Kind,
Was alles sein Herzchen wollte.

Da solltest du, was ich wollte, tun,
Und tatst es auf meine Winke.
Du trankst das Bittre, wie reut mich's nun,
Weil ich dir sagte: Trinke!

Dein Mund, geschlossen von Todeskrampf,
Hat meinem Gebot sich erschlossen;
Ach! nur zu verlängern den Todeskampf,
Hat man dir's eingegossen.

Du aber hast, vom Tod umstrickt,
Noch deinem Vater geschmeichelt,
Mit brechenden Augen ihn angeblickt,
Mit sterbenden Händen gestreichelt.

Was hat mir gesagt die streichelnde Hand,
Da schon die Rede dir fehlte?

Daß du verziehest den Unverstand,
Der dich gutmeinend quälte.

Nun bitt' ich dir ab jedes harte Wort,
Die Worte, die dich bedräuten,
Du wirst sie haben vergessen dort
Oder weißt sie zu deuten.

*Friedrich Rückert, Werke, Band 1*

DAS IST SCHULD, wenn irgendeines Schuld ist: die Freiheit eines Lieben nicht vermehren.

*Rainer Maria Rilke, Lektüre für Minuten*

SCHULD AM SCHEITERN

Zunächst ist es äußerst schwierig, den Übergang von schicksalhafter Verstrickung zu moralisch verantwortbarer Schuld bei dem Scheitern einer Ehe festzulegen. Es kann sein, daß Eheleute sogar von sich selbst den Eindruck haben, daß eine bestimmte Tat, sagen wir ein Ehebruch oder eine länger dauernde Romanze, ursächlich zur Zerrüttung der Ehe beigetragen habe und daß dafür mindestens der eine Partner die Schuld und Verantwortung trage. Gleichwohl ist dieser Eindruck trügerisch. Nicht an einzelnen Fakten und Ereignissen, sondern aufgrund ihres Wesens scheitern die Liebenden aneinander, und nur dann besitzt eine einzelne Tat die ungeheuere Sprengkraft, die Leidenschaft der Zuneigung und die geduldig gezähmte Gewohnheit des Vertrauens wurzeltief zu zerstören, wenn sie wie im Brennglas zur Manifestation der Fremdheit und des Unwesens des bisherigen Geliebten wird. Erst wenn ein einzelnes Verhalten zu dem bitteren Eindruck führt, sich in der Person des anderen gründlich getäuscht zu haben, und wenn diese *Enttäuschung* zudem noch die schmerzliche Erkenntnis vermittelt, daß jene Tat für die wahre Persönlichkeit des anderen, wie sie nunmehr in Erscheinung tritt, geradezu charakteristisch und offensichtlich für ihn typisch sei – dann erst wird eine einzelne „Schuld" eine bestehende Liebe oder Freundschaft zer- oder verstören können. Es gibt Handlungen, bei denen man nicht mehr versteht, wie ein anderer so handeln konnte, wie er gehandelt hat, und die oft genug schon ihm selber wie ein unbegreifbares opus alienum erscheinen; solche völlig unverständlichen, d.h. nur unter der Voraussetzung einer völlig anderen Persönlichkeit als der des bisher Geliebten zu verstehenden Handlungen können als „Schuld" eine Ehe zerstören. Wenn es an solchen Handlungen indessen etwas zu „bereuen" oder „wiedergutzumachen" gibt, dann ist es zunächst nicht die einzelne Tat, sondern die Tatsache, so zu sein, wie man ist; die Tatsache des eigenen Wesens aber kann man nicht ändern, man kann nur mit ihr leben lernen, und es ist schwer zu sagen, wo die Schicksalsmacht des eigenen Charakters und der eigenen Art sich zum Freiraum persönlicher Entscheidung öffnet.

*Eugen Drewermann, Psychoanalyse und Moraltheologie*

Das Spiel „Wer ist schuldig und wer ist unschuldig"

Das Spiel „Wer hat die Schuld und wer ist unschuldig" findet in den meisten Ehen, aber auch in anderen Beziehungen statt. Eine Person wirft ihrem Lebensgefährten, Partner, Kollegen oder Freund die „heiße Kartoffel" zu. Der andere hat entweder die Möglichkeit, sie zu fangen und zu behalten, oder sie zurückzuwerfen. In den meisten Fällen wirft er sie zurück, und das sind auch schon die Spielregeln des Spiels „Wer ist schuld und wer ist nicht schuld". Die einzige Möglichkeit, daß beide gewinnen, ist, mit dem Spiel aufzuhören. Erst wenn wir die „heiße Kartoffel" der Schuld nicht mehr länger festhalten und gewillt sind, sie fallenzulassen, gibt es wieder Platz für die Liebe.

*Gerald G. Jampolsky, Die Kunst zu vergeben*

Gewiss, man kann scheitern, und man kann das Scheitern fürchten. Aber wer nur das Scheitern fürchtet, scheitert sicherlich, denn er kommt nicht dazu, überhaupt auch nur irgend etwas zu tun. Man kann sich verspekulieren, und man kann etwas falsch machen, das ist wahr; aber wer in seinem Leben nur alles richtig machen will, macht niemals etwas richtig, und wer grundsätzlich sich davor schützen möchte, daß ihm am Ende eine Chance entgeht oder er auf das falsche Pferd gesetzt hat, wird nie zu einem Gewinn kommen.

*Eugen Drewermann, Tiefenpsychologie und Exegese*

Schuld

Schuld ist das Gefühl der Selbstverurteilung, das wir empfinden, nachdem wir etwas getan haben, das unserer Meinung nach falsch war. Schuldgefühle ohne den Vorgeschmack der Bestrafung von uns selbst oder, wenn die Schuld projiziert wird, von anderen gibt es nicht. Die Quelle unserer Schuldgefühle ist immer, auch wenn uns das nicht bewußt sein mag, der Glaube, daß wir „gesündigt" haben, und die Angst davor, daß Gott uns für unsere Unwürdigkeit bestrafen wird.

Schuld und Angst können nicht gleichzeitig mit Liebe existieren. Wenn wir an diesen negativen Gefühlen festhalten, bleibt uns der Weg versperrt, den Frieden und die Gegenwart Gottes zu spüren.

Es ist eine psychologische Tatsache, daß, wenn wir an der Schuld festhalten, die Problemlösung entweder in einer Selbstaggression besteht (häufig treten dann Symptome von Depression oder körperlicher Krankheit auf) oder darin, daß wir die Schuld auf jemand anderen projizieren. Das Ego versucht, vor uns zu verbergen, daß, wenn wir Verantwortung für unsere Fehler übernehmen, sie nicht länger Schuld und Bestrafung nach sich ziehen müssen, sondern daß wir uns durch eine Korrektur der Fehler eher befreien.

*Gerald G. Jampolsky, Die Kunst zu vergeben*

Selbst im Bösesten von uns steckt etwas Gutes, selbst im Besten etwas Böses. Haben wir das erst entdeckt, so hassen wir unsere Feinde nicht mehr so leicht. Wenn wir unter die Oberfläche seiner bösen Tat schauen ... so sehen wir ihn in einem neuen Licht. Wir erkennen, daß sein Haß der Furcht entspringt, dem Stolz der Unwissenheit, dem Vorurteil und dem Mißverständnis. Aber wir wissen, daß zugleich auch Gottes Bild seinem Wesen unauslöschlich eingeprägt ist.

*Martin Luther King*

Fast alle, die wir von anderen und durch uns selbst verletzt wurden, werden es erst nach und nach lernen müssen, sogar über die Bosheit des eigenen Herzens hinaus zu reifen, hinweg nicht nur über das zugefügte Leid, sondern auch über das Bedürfnis, dem anderen zur Vergeltung neues Leiden zuzufügen. Erst vermöge einer tieferen Erkenntnis dessen, was uns selber quält, werden wir die Kraft gewinnen, auch das Böse im Herzen eines anderen aufzunehmen und zu beruhigen. Im Grunde sagen wir dem anderen damit nicht allein: „Ich vergebe dir", sondern tiefer noch: „Ich verstehe von mir selbst her, wie du dazu kommen konntest. Ich würde mich selber nicht kennen, wüßte ich nicht, was in dir vor sich ging."

*Eugen Drewermann, Ich steige hinab in die Barke der Sonne*

Im Durchwandern der Verklammerungen, die das Herz umschließen, zeigt sich uns die Kraft der Vergebung am klarsten. Vergebung macht es uns möglich, die Vorhänge des Grolls fallen zu lassen, die undurchlässig für das Leben waren und uns im Irrgarten des Geistes festhielten. Vergebung mildert unsere Verhaftungen und läßt sie ein wenig tiefer ins heilende Herz hinabsinken.

Wenn wir uns täglich in der Vergebung üben, entspannt

sich unser Leben. Wir können uns aus den uralten Kerkern des urteilenden Geistes befreien. Vergebung läßt den Zorn in barmherziger Bewußtheit dahinfließen. Sie schafft dem Leben Raum. Sie bildet das Wesen des unverschleierten Herzens, welches jede Isolation zerrinnen und Mitgefühl und Gewahrsein über alle Konditionierung hinausstreben läßt. Sie erweckt die Weite des Herzens im Geiste.

*Stephen Levine, Sein lassen*

### Fähig zur Vergebung

Immer, wenn Menschen fähig werden, einander zu vergeben, ereignet sich in unserem Leben eine Art von Wunder; denn anders als es die Moral gebietet, sind wir zur Vergebung wirklicher Schuld niemals imstande, es sei denn, wir sähen vor uns eine Vision, gerade so, wie sie den Jüngern im Abendmahlssaal geschenkt wurde. Es ist eine Vision von Wunden, die verklärt sind, von einem Leben, das nicht zu zerstören ist, von einer Güte, die durch das Leid nicht widerlegt wird, und von einem Frieden, der durch keine Gewalt aus unserem Herzen mehr zu reißen ist. Ohne dieses Auferstehungsbild jenseits des Todes ist jedes Wort „Ich vergebe dir" im besten Falle ein Versuch und, selbst wenn gut gemeint, zumeist nichts als ein kurzfristiger Betrug unser selbst bzw. eine wohlwollende Irreführung anderer. Denn oft versuchen wir zu früh, dem anderen zu „vergeben", indem wir zu ihm sagen: „Es ist gut", und: „Jetzt hör auf damit". Solange uns eine wirkliche Verletzung weh tut und schmerzt, sollten wir nicht so schnell von Vergebung sprechen, weil wir nicht die Kraft haben, es durchzuhalten. Wenn wir dem anderen wirklich zutrauen, daß er Einsicht und guten Willen genug besitzt, sollten wir eher versuchen, miteinander ins Gespräch zu kommen und einander zu sagen, wie weh etwas getan hat und warum ein unbedachtes Wort, eine Nachlässigkeit, vielleicht auch eine gezielt geplante Grausamkeit so sehr geschmerzt hat. Solange Wunden nicht geheilt sind, verfügen wir nicht über die Weitherzigkeit, die zur Vergebung nötig ist. Es ist möglich, zu sagen: „Ich vergebe dir", wenn uns der Schmerz nicht zu sehr drückt. Dann bedeutet „Ich vergebe dir" wirklich nur: „Es war nicht so schlimm." Aber wenn etwas sich tief in die Seele eingefressen hat und weh tut, ist Ehrlichkeit wichtiger als sogar die Nächstenliebe. Zwar dürfen und können Wahrheit und Liebe einander nicht widersprechen. Aber ohne Wahrhaftigkeit in allen Herzensdingen finden Menschen nicht zueinander, auch nicht unter der Deckformel der Vergebung.

*Eugen Drewermann, Ich steige hinab in die Barke der Sonne*

WENN WIR VERZEIHEN, so bedeutet das nicht, daß wir so tun, als wäre nichts geschehen ... Vielmehr bedeutet es, daß eine böse Tat nicht mehr als Schranke die Verbindung stört. Verzeihung ist ein Katalysator, der die notwendige Atmosphäre für einen neuen Anfang schafft.

*Martin Luther King*

WEISE ANGEWANDT, ist die Vergebung ein sehr machtvolles Werkzeug. Sie hat das Potential, leidvolle Ärgernisse zu beenden und uns größere Bewegungsfreiheit zu geben. Sie lockert die Verhärtung, die das Herz umgibt, und verhilft ihm zu seiner natürlichen Weite.

*Stephen und Andrea Levine, In Liebe umarmen*

WER WILL DIE REINEN VON DEN SCHULDIGEN SCHEIDEN?
Wer will die Reinen von den Schuldigen scheiden?
Und welcher Reine hat sich nicht befleckt?
Es wird die Sichel Kraut und Unkraut schneiden,
wenn sie des Erntetages Spruch vollstreckt.

In jedem Torweg steht geheim ein Rächer.
Uns allen ist der Bittertrunk gemein.
Schlagt mich ans Kreuz! Es soll der Schächer
mit Ihm im Paradiese sein.

*Verfasser unbekannt*

## Besinnung

Göttlich ist und ewig der Geist.
Ihm entgegen, dessen wir Bild und Werkzeug sind,
Geht unser Weg; unsre innerste Sehnsucht ist:
Werden wie Er, wandeln in Seinem Licht.

Aber irden und sterblich sind wir geschaffen,
Träge lastet auf uns Kreaturen die Schwere.
Hold zwar und mütterlich warm umhegt uns Natur,
Säugt uns Erde, bettet uns Wiege und Grab,
Lockt uns unten bei ihren Blumen zu bleiben;
Doch befriedet Natur uns nicht,
Ihren Mutterzauber durchstößt
Des unsterblichen Geistes mahnender Funke
Väterlich, macht zum Manne das Kind,
Löscht die Unschuld und weckt uns zu Kampf und Gewissen.

So zwischen Mutter und Vater,
So zwischen Leib und Geist
Zögert der Schöpfung gebrechlichstes Kind,
Zitternde Seele Mensch, des Leidens fähig
Wie kein andres Wesen, und fähig des Höchsten:
Gläubiger, hoffender Liebe.

Schwer ist sein Weg, Sünde und Tod seine Speise,
Oft verirrt er ins Finstre, oft wär' ihm
Besser, nicht geschaffen zu sein.
Ewig aber strahlt über ihm seine Sendung,
Seine Bestimmung: das Licht, der Geist.

Und wir fühlen: ihn, den Gefährdeten,
Liebt der Ewige mit besonderer Liebe.
Darum ist uns irrenden Brüdern
Liebe möglich in aller Entzweiung,
Und nicht Richten und Haß,
Sondern geduldige Liebe,
Liebendes Dulden führt
Uns dem heiligen Ziele näher.

*Hermann Hesse, Mein Glaube*

Gott ist beides, Richter und Verzeiher. Er vergibt sogar öfter, als er richtet; denn Gerechtigkeit entspringt Seiner Göttlichen Vernunft, die Vergebung aber Seiner Göttlichen Liebe.

*Hazrat Inayat Khan, Sufi-Weisheiten*

Abbitte

Heilig Wesen! gestört hab' ich die goldene
Götterruhe dir oft, und der geheimeren,
Tiefern Schmerzen des Lebens
Hast du manche gelernt von mir.

O vergiß es, vergib! gleich dem Gewölke dort
Vor dem friedlichen Mond, geh' ich dahin, und du
Ruhst und glänzest in deiner
Schöne wieder, du süßes Licht!

*Friedrich Hölderlin*

Jeder von uns wird an seiner Seite solche Menschen brauchen, die ihn lehren, sich selber mit den Augen der ewigen Güte zu betrachten.

*Eugen Drewermann, Das Markusevangelium, Zweiter Teil*

# Ohne Antwort

## *Von der Endgültigkeit des Verlustes*

> Manchmal frage ich mich, wer mehr des Mitgefühls bedarf, der suchende, tappende Mensch der Erde oder der Dahingegangene, der vielleicht gerade beginnt, die Wirklichkeit im Lichte Gottes zu sehen.
>
> *Helen Keller*

Aus einer Tagebuchaufzeichnung:

„Es wird nun immer stiller um mich her, und auch ich werde stiller, schweigsamer.

Mein heftiger Schmerz, meine Trauer um Dich haben sich verwandelt. Es ist jetzt noch schwerer, etwas darüber auszusagen, ach, es ist so schwer, alles zu beschreiben. Menschen, die mich kennen, Kollegen im Beruf, aber auch Freunde haben vermutlich den Eindruck, meine Trauer um Dich sei im Abklingen und ich hätte Deinen Tod *verwunden*. Nein, sie irren sich, ich habe ihn nicht verwunden, sondern ich bin tief verwundet. In einer gewissen Weise ist die Trauer noch viel tiefer, viel umfassender geworden. Mir ist ja erst mit der Zeit ganz bewußt geworden, *was* ich durch Deinen Tod alles verloren habe. In der Erinnerung will es mir scheinen, daß der Anfang meiner Trauer um Dich recht *jugendlich* war: stark, ungestüm, fast leidenschaftlich. Manchmal war ich richtig ungezügelt, bei aller sonstigen Schwäche waren diese Gefühle doch voller Vitalität.

Nun ist es stiller geworden.

Es ist so schwer zu beschreiben, aber Du verstehst mich sicher. Wer das nicht erlebt hat, wird es wohl kaum nachvollziehen können.

Ja, die Sprachlosigkeit ist, glaube ich, etwas ganz Bedeutsames in dieser Zeit meiner Trauer. Ich stelle immer häufiger fest, daß ich gar nichts mehr zu sagen vermag. Ich schweige oder weiche aus, wenn ich gefragt werde, wie es mir geht, und manchmal antworte ich mit einer Halbwahrheit wie ‚Na ja, es geht schon wieder' oder ‚Es ist schon recht' oder ‚Nein, so schlimm ist es jetzt nicht mehr'. Einmal sagte ich sogar: ‚Ja, ja, man gewöhnt sich an alles', aber im Innern spürte ich Bitterkeit und sogar Zynismus. Ich glaube, mein Gegenüber hat es nicht einmal wahrgenommen. Sicherlich war er einfach erleichtert, daß ich nun *übers Schlimmste hinweg bin*.

Aber was ist denn *das Schlimmste*? Es gibt eine seltsame Steigerung, eine Intensivierung der Trauergefühle, die ich nie für möglich gehalten hätte.

Nein, es geht mir nicht besser, denn ich weiß nun und habe endgültig begriffen:

Mein Rufen nach Dir wird keine Antwort erhalten.

Ich weiß nun, Du wirst nicht zurückkommen.

Ich weiß nun, ich bin allein.

Ich habe verstanden, daß der Verlust unwiderruflich ist. So wie ich Dich gekannt habe, in Deiner äußeren Gestalt, in Deiner Art zu gehen, Dich zu bewegen oder zu lächeln, in Deiner unverwechselbaren Einmaligkeit werde ich Dich nie, nie wieder erleben. Lange war in mir die unsinnige Hoffnung, ich könnte Dir doch in dieser Deiner Form wiederbegegnen, Deine Stimme hören. Ich hoffte ganz im Verborgenen, Du würdest mir irgendeine Botschaft oder Antwort zukommen lassen. Eine Antwort, die mich trösten würde. Vielleicht hast Du Dich darum bemüht, aber ich konnte sie nicht empfangen. Ich weiß nun, daß alles still bleiben wird.

Mein Rufen und Flehen bleibt ohne Erwiderung.

Ich frage mich, wie lange ich in diesem Schweigen von Dir getrennt sein werde? Vielleicht werde ich Deine Stimme bei meinem Sterben hören. Vielleicht wird sie mir einfach sagen: ‚Komm!'

Oder vielleicht werden wir viel später, irgendwann und irgendwo im Jenseits, die Möglichkeit haben, einander zu begegnen. Ach, ich habe Angst! Werde ich Dich erkennen? Wirst Du der gleiche sein, den ich liebte? Wirst Du Dich noch für mich interessieren?

Gestern spürte ich in mir die bange Frage: und wenn es erst in tausend Jahren ist, werde ich mich dann noch an Dich erinnern können? Werden wir uns überhaupt erinnern können?

Später:

Ich stand am Fenster, sah zu den Wolken und dem wenigen Blau am Himmel und weinte. Da aber kam mir ein Gedanke, und mit einem Male schmolzen alle Bitterkeit und Kälte, es wurde mir warm und weich ums Herz:

Und wenn Gott die Liebe ist,
dann kann er doch nicht gegen die Liebe sein.
Wenn Gott die Liebe ist,
muß er doch auch
für immer für unsere Liebe sein."

### Resignation und Einwilligung

Die ursprüngliche Bedeutung des Wortes *resignieren* heißt: das Sichfügen in das Unabänderliche, entsagen, verzichten, sich ohne Widerspruch fügen.

Im Verlauf des Trauerprozesses kommt ein Punkt, an dem wir uns fügen und den Verlust annehmen. Es ist jener Zeitpunkt, an dem wir den Verlust des geliebten Menschen endgültig begreifen: *Ja, er wird nicht mehr wiederkommen, ich weiß es nun endgültig, ich habe die Hoffnung aufgegeben, daß er doch noch in der mir vertrauten, irdischen Form zurückkehrt.*

Dieses Annehmen kann in Gelassenheit und innerer Zustimmung geschehen oder eine negative Färbung haben. In der negativen Haltung bleibt die Wut, der Trotz, die Auflehnung gegenüber dem als ungerecht erlebten Verlust und verhärtet sich. Diese Gefühle machen uns oft eng oder verbittert gegenüber dem Leben und anderen Menschen, denen es besser zu gehen scheint. Wir leben dann zwar weiter, aber im Grunde verweigern wir uns dem Leben und beklagen uns darüber, wie hart es sei und was Gott uns zugemutet habe. Oder wir nehmen eine kindlich regressive Haltung ein und sagen: *Warum muß ich das alles aushalten, warum geht es allen anderen so gut und nur mir nicht?*

So bleiben wir in der Rolle des Opfers, dem sein wichtigstes *Gut* gewaltsam entrissen wurde. Pessimismus, Negativität, Resignation, Ironie und Zynismus sind dann unter Umständen die seelischen Wegbegleiter in die Zukunft.

Die Annahme des endgültigen irdischen Verlustes eines geliebten Menschen muß aber keinesfalls diese *bittere* Färbung haben. Die Akzeptanz des Todes eines nahen Menschen kann auch in einer Haltung des Einverständnisses, der Demut und Dankbarkeit geschehen. Ein Stück weit können wir uns darum bemühen und etwas dafür tun. Vielleicht ist es uns hilfreich, diese *positive* Annahme im Gedanken und als Geschenk für den Verstorbenen zu erringen. Ich gebe mich dann hin, willige, wenn auch schweren Herzens, in die Wirklichkeit und Unabänderlichkeit des Geschehenen ein. Erzwungen werden können diese Einsicht und Annahme nicht. Wir können sie niemals gewaltsam von uns fordern. Wir können sie nur teilweise über unser Bemühen in uns freisetzen. Letztendlich werden unsere bisherigen Lebenserfahrungen, unsere Hingabefähigkeit, unsere Annahmefähigkeit, unser Wesen und unser Charakter darüber entscheiden. Es gibt Menschen, denen es aufgrund ihrer Lebensgeschichte nicht gelingt, in dieses Einverständnis zu kommen. Gerade sie sollten sich nicht selbst verurteilen, daß es ihnen nicht oder noch nicht möglich ist, loszulassen und einzuwilligen. Besonders diese Menschen brauchen viel Verständnis und Mitempfinden von anderen. Manchmal gelingt über diese liebende Annahme des Trauernden, daß auch sein Schmerz sich beruhigen und mildern kann. Treue, ausdauernde und mitfühlende Menschen können dazu beitragen, daß Schwermut, Krankheit und Todessehnsucht nicht das letzte Wort haben. Für manche Menschen ist es hilfreich, sich vorzustellen, daß ihre Zustimmung es dem Verstorbenen leichter macht, seine nun für ihn gültige Daseinsform anzunehmen.

Für diese innere Annahme kann ein Text des Psychologen Bert Hellinger der Schlüssel sein zum Öffnen einer inneren Tür (Vielleicht mögen Sie sich den Verstorbenen vorstellen und zu ihm die folgenden Zeilen laut oder leise sagen):

*Du bist tot.*
*Ich lebe noch ein bißchen.*
*Dann sterbe ich auch.*

◆

Du bist gegangen – ach –
Und ich hatte so viel noch zu fragen.
Du hattest Antwort – ach –
Und hast sie von hinnen getragen.

Nun sitze ich, arm, allein,
Mit meiner dunklen Seele,
Und wandle zu Klang den Stein
Und hauche mein Herz
durch die Kehle.

*Ina Seidel, Gedichte*

Dein Schweigen
Du entfernst dich so schnell
Längst vorüber den Säulen des Herakles
Auf dem Rücken von niemals
Geloteten Meeren
Unter Bahnen von niemals

Berechneten Sternen
Treibst du
Mit offenen Augen.

Dein Schweigen
Meine Stimme
Dein Ruhen
Mein Gehen
Dein Allesvorüber
Mein Immernochda.

*Marie Luise Kaschnitz, Überallnie*

VERWANDLUNG
Vorbei du mir! Dies ist der andre Herbst,
dem niemals mehr entwandelt die Natur;
sie ging ins Grab, woraus ich sie empfing.
Und überall ist nichts als Zeit, und nichts
als Erde. Und du ließest nichts zurück
als die Gewalten, die mich rückwärts rufen,
und alles Opfer, das umsonst sich bietet,
Herzuntergang in gnadenloser Weite,
irres Gebet zu niemand und um nichts,
gottlosen Altar, sternenlose Nächte,
furchtbare Mächte der Gewesenheit!
Ich renne rasend durch die Erdenzeit
zurück in dich und finde dich nicht mehr!

*Karl Kraus, Schriften in zwölf Bänden*

MENSCHENTOD UND MENSCHENLEBEN
ist ein Rätsel!
Was die Schicksalsmächte weben,
ist ein Rätsel.
Daß ihr mir gegeben wart,
ist ein Wunder.

Daß ich euch zurück muß geben,
  ist ein Rätsel.
Daß ihr mir im Tode lebet,
  ist ein Zauber,
Und bei eurem Tod mein Leben
  ist ein Rätsel.

*Friedrich Rückert, Werke, Band 1*

NACH DEM ABSCHIED

Immer bin ich euch auf der Spur,
Heimlich – will euch nicht stören.
Wo bliebet ihr nur?
Zu welchem Stern
Mögt ihr drüben gehören?
Wüßt' es so gern –

Wißt ihr es noch: Wir drei …
Seid ihr jetzt jedes allein,
So wie ich hier?
Wann werd' ich bei euch sein?
Wann heißt es wieder: Wir –?
Könnt ihr verzeihn –

Ziehn wir einst frei,
Still und leicht auf beglänzter Bahn?
Alles verging wie Wahn:
Leid und Geschrei,
Hunger, Angst, Not, Trümmer, Rauch,
Die grauen Straßen auch,
Die große Müdigkeit –
Ist das dann weit?

Daß ich noch immer nicht
Über die Schwelle kann –
Manchmal im Abendlicht

Rührt es mich leise an,
Hör' ich verlornes Wort,
Liebenden Gruß,
Sinkt mir die Erde fort
Unter dem schweren Fuß,
Ahn' ich die Freiheit dort –
Wann endlich – wann?

*Ina Seidel, Gedichte*

In den vielen Jahren von Sartres Krankheit bis zu seinem Tode versuchte Beauvoir mit aller ihr zur Verfügung stehenden Energie, den Dialog mit ihm aufrechtzuerhalten. Aber der Tote antwortete schließlich endgültig nicht mehr, und das bedeutete auch für sie ein Ende ihres bisherigen Lebens, das bei aller Vorbereitung mit Entsetzen und einem zeitweiligen Zusammenbruch ihrer psychischen und physischen Kräfte beantwortet wurde. Das Gefühl der Angst und Aussichtslosigkeit stellt sich oft erst längere Zeit nach dem Tode eines geliebten Menschen ein, wenn nicht mehr daran vorbeizugehen ist, daß das Objekt der Sehnsucht unwiederbringlich verloren ist... Die Zeremonie der Abschiede ist unerläßlich, um nicht endgültig der seelischen Stagnierung anheimzufallen. Nur wenn es zu einem Abschied von einer Beziehung, von einem Lebensabschnitt, von Hoffnungen auf Verwirklichung unerreichbarer Sehnsüchte zumindest teilweise kommt, findet eine Verinnerlichung von Beziehungen, Gefühlen und Wahrnehmungen statt, die zur Offenheit für neue Erfahrungen beiträgt und den Beziehungen zu anderen Menschen bisher unbekannte Dimensionen hinzuzufügen vermag... Trauerarbeit zu leisten heißt auch, vergebliche Hoffnungen aufgeben zu können, sich mit dem Ende einer Beziehung innerlich zu konfrontieren. Das alles ist leichter gesagt als getan, aber ohne eine solche schmerzliche innerseelische Trennungsarbeit werden wir zu Gefangenen unserer Phantasien und Wünsche. So wie wir realisieren müssen, daß die Toten nicht mehr antworten, ist es für unsere seelische Gesundung notwendig, zu erkennen, wenn unser Begehren bei dem noch lebenden Begehrten keine entsprechenden Gefühle mehr auslöst.

*Margarete Mitscherlich-Nielsen, Die Toten antworten nicht mehr*

MAN MUSS NIE VERZWEIFELN, wenn einem etwas verlorengeht, ein Mensch oder eine Freude oder ein Glück; es kommt alles noch herrlicher wieder. Was abfallen *muß*, fällt ab; was zu uns gehört, bleibt bei uns, denn es geht alles nach Gesetzen vor sich, die größer als unsere Einsicht sind und mit denen wir nur scheinbar im Widerspruch stehen. Man muß ja in sich selber leben und an das *ganze* Leben denken, an alle seine Millionen Möglichkeiten, Weiten und Zukünfte, denen gegenüber es nichts Vergangenes und Verlorenes gibt.

*Rainer Maria Rilke, Briefe*

# Ich sah dich im Traum

## *Vom Ahnen, Träumen und Schauen*

Bedenke, ist irgend ein Leben mehr erlebt als deiner Träume Bilder? Und mehr dein?
Du schläfst, allein. Die Tür ist verriegelt. Nichts kann geschehn. Und doch, von dir gespiegelt, hängt eine fremde Welt in dich hinein.

*Rainer Maria Rilke*

Heut' hab' ich dich
im Traum gesehen.
Du tratest durch
die Tür, die altvertraute,
und warst so still
und jünger als vordem.
Ein Lächeln kam
von dir zu mir,
doch leise wehrend
hieltest du die Hand.
Und als ich sehnend
dir entgegen wollte,
wichst du zurück,
das Lächeln, das verschwand,
und Dunkelheit umhüllte
das Bild,
das Traumbild,
das verblich.
Ein weher Schmerz
blieb mir zurück
und stieß mich
in den grellen Tag.

Frauen und Mütter erzählen, daß sie während und nach den letzten zwei Weltkriegen, sehr deutlich fühlten, ahnten oder wußten, daß ihre Männer oder Söhne gestorben waren. In einigen Berichten hören wir sogar von den genauen Umständen, den Orts- und Zeitangaben, die aus der Ferne auf eine bestimmte Art miterlebt wurden. Oftmals sind solche inneren Erlebnisse dann später durch Briefe, Todesbenachrichtigungen oder Berichte von Freunden oder Kameraden bestätigt worden.

Auch heute noch schildern immer wieder Menschen, die sehr nah mit einem Sterbenden verbunden waren, daß sie den genauen Zeitpunkt des Todes innerlich miterlebten, ohne davon benachrichtigt worden zu sein.

> „Plötzlich erwachte ich. Der Blick auf die Uhr sagte mir, daß es halb drei Uhr nachts war. Ich kleidete mich unglaublich schnell an, lief die Treppe hinunter, setzte mich ins Auto und fuhr einfach zu meinem Mann.
> Als ich bei ihm ankam, sagte mir die Nachtschwester, sie habe mich gerade vor ein paar Minuten angerufen, weil es meinem Mann so schlecht ginge, aber ich hätte das Telefon nicht abgenommen.
> Etwa fünfzehn Minuten später tat mein Mann seinen letzten Atemzug."

> „Als ich auf der Autobahn in Richtung K. fuhr, hatte ich plötzlich das Erleben, vor mir meine Freundin zu sehen. Sie stand ganz lebendig da und sagte: ‚Mein Amt ist es jetzt, die Vögel zu hüten. Es geht mir gut.' Das Bild, das ich sah, war von einer überwältigenden Schönheit. Als es nach einigen Sekunden verblaßte, wurde ich mir wieder bewußt, daß ich mit hoher Geschwindigkeit auf der Autobahn fuhr, und ich erschrak sehr. Zunächst konnte ich mit dem vermeintlichen Tagtraum gar nichts anfangen. Drei Tage später empfing ich die telefonische Nachricht, daß meine Freundin zu eben derselben Zeit, in Südamerika an einer Infektionskrankheit gestorben war."

Andere Menschen bezeugen die Präsenz eines Verstorbenen oder eine Art inneren *Hörens*, in dem wichtige Mitteilungen des Verstorbenen vernommen werden. All diese Phänomene nennen wir *paranormale* Vorgänge, es handelt sich um *übersinnliche* Formen des menschlichen Erlebens, die zu häufig und in zu übereinstimmender Weise dokumentiert wurden, als daß man sie als bloße Einbildung abtun könnte.

Gewiß wird das Auftreten solcher Erfahrungen immer auch durch unser Wünschen und unsere eigene starke Vorstellungskraft ermöglicht. Es mag sein, daß solche Erlebnisse manchmal nicht echt sind oder persönlich gefärbt wiedergegeben werden. Das heißt aber nicht, daß es keine solche übersinnlichen Erlebnisse gibt. Heute vermutet man, daß diese *hellsichtigen* Fähigkeiten viel verbreiterter veranlagt sind und auch sehr viel häufiger erlebt werden, als wie wir davon erfahren. Viele Menschen scheuen sich nämlich, über solche Erlebnisse zu sprechen, da sie Angst haben, nicht ernst genommen oder für verrückt erklärt zu werden, oder sie zweifeln sogar selbst die Echtheit ihres Erlebens an: *Das habe ich mir doch nur vorgemacht* …

Es gibt auch Menschen, die Ahnungen und Visionen von der nachtodlichen Existenz und den Verstorbenen haben, Bilder, die ihnen einen Hinweis darauf geben, wie oder wo sich der geliebte Mensch nun befindet.

Gerade in der intensiven Zeit der Trauer ist die Schwelle zwischen dem sogenannten Normalbewußtsein und dem Un- oder Überbewußten eher gelockert.

Mehr als sonst strömen Bilder, Träume und Visionen aus einem anderen Bewußtseinszustand in unser Tagesbewußtsein über. Wir werden dann ein wenig zu Grenzgängern, denen es geschenkt wird, daß die Dichte der Trennung zwischen dem Hier und dem Drüben sich hin und wieder etwas lichtet.

In besonders eindrücklicher Weise hat sich Jean Gebser über diese Nähe und Verbundenheit mit den Toten ausgesprochen.

*„Daß die Toten uns begleiten, kann ich nicht unter Beweis stellen. Aber auch ohne Beweise bleibt es eine folgenschwere Tatsache: daß wir ihnen helfen können, so wie sie uns helfen können, daß sie uns schaden können, so wie wir ihnen, durch die Art, wie wir uns ihnen gegenüber verhalten, schaden können ...*
*Ich behaupte ja nicht, daß die, die uns gegenständlich verließen, uns nachher ungegenständlich begleiten, obwohl auch dies durchaus im Umkreis des Möglichen liegt, wenn wir bedenken, daß wir ja stets auch an dem teilhaben, was man bisher als das Jenseits bezeichnet hat. Diese Zerschneidung der in sich einigen und heilen Welt in Diesseits und Jenseits ist es, welche die Welt zerstört. Es gibt lediglich Grenzen des Sichtbaren. Aber sie sind weder draußen noch drüben; sie sind in uns. Und die Formen, in welchen die Toten einen Einfluß auf uns ausüben, über die kann man lange miteinander streiten ...“*

Ganz besonders auf der Ebene der Träume erleben viele nahe Hinterbliebene die Gegenwart der Verstorbenen. Sie erinnern sich dann hin und wieder an einen Traum, in dem der Verstorbene *ganz lebendig anwesend* war. Wir sprechen manchmal auch von sogenannten übersinnlichen oder *transluziden* Träumen, in denen der Träumende schon im Traum oder auch noch beim Erwachen das deutliche Gefühl von einer realen Präsenz des Verstorbenen hat. Solche Träume sind ihrem Wesen nach immer von großer Lebendigkeit, Genauigkeit und Schönheit gekennzeichnet. Sie kommen uns nicht wie *gewöhnliche* Träume vor, sondern man könnte sie als *besondere* oder *Festtagsträume* bezeichnen. Menschen können sich häufig noch nach Jahren ganz lebendig an diese Bilder erinnern.

Solche Visionen und Träume können uns wohl am allerstärksten von der Wirklichkeit einer anderen Dimension überzeugen. Diese Einbrüche aus einer übersinnlichen Welt sind Gnadengeschenke der Seele oder des Göttlichen in uns, die uns Licht in eine oft nicht zu ertragende Dunkelheit schicken.

„Vom Freitag auf Samstag hatte ich folgenden Traum:
Ich sah Dein Gesicht ganz nah. Jeden einzelnen Zug konnte ich erkennen, nur daß Du sehr jung aussahst. Du schienst unzufrieden und unglücklich zu sein. Ich fragte, was denn mit Dir sei. Während ich das fragte, hatte ich kein Bewußtsein davon, daß Du ja vor einem halben Jahr gestorben warst. Du batest mich, ob ich Dir nicht Deinen Malkasten schicken könne, es sei ganz wichtig für Dich. Als ich es fest versprach, schienst Du Dich innerlich zu entspannen und glücklicher zu sein.
Als ich erwachte, war mir der Traum sehr stark und farbig im Gedächtnis. Ich fühlte mich aber sehr unglücklich, weil ich lange nicht verstehen konnte, was er bedeutete und was ich für Dich tun sollte."

Diese Bilder, die dann Eingang in unser Bewußtsein finden, können uns trösten, können uns eine wunderbare Verheißung schenken, können aber auch Botschaften oder Aufträge für uns haben, oder wir spüren etwas von dem, was den Verstorbenen bedrücken oder beängstigen mag. Auch diese *dunkle* Seite kann sich uns eröffnen, und da ist es dann besonders gut und wichtig, wenn wir uns bei einem hilfreichen Begleiter aussprechen, die Lasten mit-teilen und vielleicht nach geeigneten Formen der Hilfe oder Antwort miteinander suchen können.

Zum Abschluß möchten wir Sie noch mit einem Gedicht von Jean Gebser vertraut machen, das uns im Umgang mit den Verstorbenen begleiten kann.

*Niemals jedoch darfst du sie besitzen,*
*niemals sie dich;*
*gelassen,*
*ach, noch gelassener,*

*geh deinen Weg,*
*neben den ihren,*
*jetzt, hier und dort:*
*überall …*

◆

ICH GEHE IN EINER TROSTLOSEN LANDSCHAFT einen staubigen und steinigen Weg entlang. Plötzlich ist mein Mann an meiner linken Seite, und ich bin sehr, sehr erleichtert und sage zu ihm: „Gott sei Dank, daß du da bist! Nimm mich doch mit, bitte nimm mich mit!" Da nimmt mein Mann meine linke Hand und sagt in würdevoller und trotzdem liebevoller Weise: „Das geht doch nicht, du hast hier noch einiges zu erledigen!" Dann bin ich aufgewacht. Im Aufwachen war mir klar, daß mein Mann recht hatte. Ohne Bedauern konnte ich wieder von ihm weggehen.

*Helmut Hark, Träume vom Tod*

ICH SCHAUE mit meiner Schwägerin Photographien an, die auf dem Tisch vor uns liegen. Darunter ist auch ein Bild meines Mannes. Auf diesem Photo ist er von der Seite zu sehen und steht an einem eisernen Gartenzaun in einer Straße, die ich nicht kenne. Ich nehme das Bild in die Hand, um es genauer betrachten zu können. Da wird das Bild lebendig, in der Weise, daß mein Mann sich zu mir wendet und die Augen auf mich richtet. Es sind große, leuchtende Augen. Er schaut mich mit einem sehr hoheitsvollen, wohlwollenden und ernsthaften Ausdruck an. Sein Blick ist sehr eindringlich, und seine Lippen formen das Wort *Sabaot*. Ich bin in dem Traum verwirrt und etwas erschrocken und lege das Bild schnell wieder auf den Tisch. Weil ich von dieser Erfahrung besonders fasziniert bin, nehme ich das Photo wieder in die Hand, und der Vorgang wiederholt sich. Insgesamt geschieht dies dreimal. Dann wache ich auf.

*Helmut Hark, Träume vom Tod*

Im Jahre 1321 war der große italienische Dichter Dante Alighieri in Ravenna verstorben. Jacobo, sein ältester Sohn, bemühte sich zusammen mit seinem Bruder Pietro lange Zeit vergeblich, den letzten Teil von des Dichters Gesängen über das Paradies, die letzten 13 Canti der „Göttlichen Komödie", zu suchen.

Endlich, des Suchens müde und auch nicht mehr sicher, ob ihr schon vor mehreren Jahren verstorbener Vater sein unsterbliches Werk überhaupt vollendet habe, hatten sie – beide keine schlechten Dichter – sich schon darangemacht, das, was an des Vaters Arbeit fehlte, womöglich zu ergänzen.

Da sieht Jacobo, der bei dieser Arbeit der Eifrigere ist, plötzlich eines Nachts seinen Vater in weißem Gewand und von einem strahlenden Licht umgeben.

Jacobo, sich im Traum bewußt, daß der Vater lange tot ist, fragt ihn, ob er denn noch lebe. Dante antwortete: „Ja, aber nicht im irdischen, sondern im wahren Leben."

Danach fragt Jacobo ihn nach dem verlorenen Teil seiner Gesänge. Der Vater führt ihn an einen abseits gelegenen Platz seiner früheren Wohnung und zeigt ihm hinter einer Tapete, die vor ein Fenster gespannt ist, die Stelle, wo er sie finden könne.

Jacobo weckt seinen Bruder. Sie gehen noch in derselben Nacht in das nun von anderen Leuten bewohnte Haus, werden als Dantes Söhne eingelassen und finden das Manuskript des Vaters, das schon vom Verfall bedroht ist …

*Josef Mühlbauer, Jenseits des Sterbens*

... NEHMEN WIR AN, Sie träumen von einem Freunde, der gestorben ist; sie träumen mit diesem Freunde zusammen eine Situation; d. h., Sie glauben zu träumen – und wachen auf. Der Gedanke beim Aufwachen ist ja selbstverständlich der: das ist ja ein Längstverstorbener! Aber das fiel Ihnen im Traum gar nicht ein, daß er verstorben ist...

Angenommen, die Seele ist hinter diesem Traumbild; die wirkliche Seele, die durch die Pforte des Todes gegangen ist, ist hinter diesem Traumbild. Ist es nicht selbstverständlich, daß Sie den Tod nicht mit erleben? Die Seele hat ja gar keine Veranlassung, sich Ihnen als gestorben zu zeigen, sie lebt ja weiter.

*Rudolf Steiner, Menschliche und menschheitliche Entwicklungswahrheiten*

OB AUCH DIE STUNDEN uns wieder entfernen:
wir sind immer beisammen im Traum
wie unter einem aufblühenden Baum.
Wir werden die Worte, die laut sind, verlernen
und von uns reden wie Sterne von Sternen. –
alle lauten Worte verlernen:
wie unter einem aufblühenden Baum.

*Rainer Maria Rilke, Gedichte*

DER TOD DER GELIEBTEN
Er wußte nur vom Tod was alle wissen:
daß er uns nimmt und in das Stumme stößt.
Als aber sie, nicht von ihm fortgerissen,
nein, leis aus seinen Augen ausgelöst,

hinüberglitt zu unbekannten Schatten,
und als er fühlte, daß sie drüben nun
wie einen Mond ihr Mädchenlächeln hatte
und ihre Weise wohlzutun;

da wurden ihm die Toten so bekannt,
als wäre er durch sie mit einem jeden
ganz nah verwandt; er ließ die andern reden

und glaubte nicht und nannte jenes Land
das gutgelegene, das immersüße –
Und tastete es ab für ihre Füße.

*Rainer Maria Rilke, Sämtliche Werke*

BEGNÜGE DICH, ZU AHNEN
Manch großes Buch geriet in meine Hand,
Und zögernd vom verbot'nen Baume aß ich,
Ehrfürchtig staunend, buchstabierend las ich
Von hohen Dingen, die ich schwer verstand.

Bis in mich selber blickend unverwandt
Der dumpfen Mühe ganz und gar vergaß ich,
Und als ich an den Dingen nicht mehr maß mich,
Da waren sie mir wie ich selbst verwandt.

Da schwang ich mit in der Gestirne Bahnen,
Da spürte ich den Pulsschlag aller Meere,
Mein Blut ganz eins mit allen Ozeanen.

Und immer, wenn zu wissen ich begehre,
Wird Antwort mir: „Begnüge dich, zu ahnen!
Ich liebe die, so ich durch Träume lehre." –

*Ina Seidel, Gedichte*

WAR DER WINDSTOSS, der mir eben
ungefähr ins Fenster fuhr,
nur ein blindes Sich-erheben
und Sich-legen der Natur?

Oder nutzte die Gebärde
ein Verwesner heimlich aus?
Langte aus der dumpfen Erde
in das fühlentliche Haus?

Meistens ist es nur wie Wendung
eines Schlafenden bei Nacht –,
plötzlich füllt es sich mit Sendung
und bestürzt mich mit Verdacht.

Ach, was bin ich kaum geübter
zu begreifen, was es meint, –
hat mich ein im Tod getrübter
Knabe nahe angeweint?

Will er mir (und ich versage!)
zeigen, was er hier verließ –?
Mit dem Winde stieß die Klage,
doch er stand vielleicht und schrie's!

*Rainer Maria Rilke, Gedichte*

### Allerseelen

Heut abend hätt' ich gern Musik. Mir ist
Als würdest du dann aus dem Nebel treten,
Der weiß wie Milch vor meinen Fenstern braut.
Jedoch nachdem das letzte Mal du hier warst,
Zersprang im Zauberkasten schrill die Feder.
Die Melodien, die du liebst, ruhn starr
In schwarzer Scheiben zarten Griffelkreisen,
Und meine Stimme hat den Wohllaut nicht,
Dich herzulocken aus der Harmonie,
In die du dich zurückgezogen hast.
Die Fünfte. Und die Unvollendete – Doch du
Bist jenseits aller unsrer Symphonien –
Du weißt, daß *alle* unvollendet sind. –

*Ina Seidel, Gedichte*

VERGASS ICH DENN, daß Stern bei Stern versteint
und sich verschließt gegen die Nachbargloben?
Daß sich die Welten nur noch wie verweint
im Raum erkennen? – Vielleicht sind wir *oben*,
in Himmel andrer Wesen eingewoben,
die zu uns aufschaun abends. Vielleicht loben
uns ihre Dichter. Vielleicht beten viele
zu uns empor. Vielleicht sind wir die Ziele
von fremden Flüchen, die uns nie erreichen,
Nachbaren eines Gottes, den sie meinen
in unsrer Höhe, wenn sie einsam weinen,
an den sie glauben und den sie verlieren,
und dessen Bildnis, wie ein Schrein aus ihren
suchenden Lampen, flüchtig und verweht,
über unsere zerstreuten Gesichter geht …

*Rainer Maria Rilke, In einem fremden Park*

ICH WERDE ÜBER DEN TOD HINAUS LEBEN, und ich werde in euren Ohren singen,
auch wenn die gewaltige Woge der See mich zurückträgt zur unermeßlichen Tiefe des Meeres.

Ich werde an eurer Tafel sitzen, doch ohne einen Körper,
und ich werde mit euch auf die Felder gehen als unsichtbarer Geist.

Ich werde zu euren Feuerstellen kommen als ungeseh'ner Gast.

Der Tod verändert nichts außer den Masken, die unsere Gesichter bedecken.

Der Holzfäller wird auch dann ein Holzfäller sein, der Bauer ein Bauer,
und der, der sein Lied dem Wind gesungen, wird es auch den Sphären singen.

*Khalil Gibran, Im Garten des Propheten*

Wenn man von Keven über Sortebro auf die nackten Felder geht, die entlang dem Strande ziehen, ungefähr eine Viertelmeile nach Norden, kommt man zu dem höchsten Punkt hier, nämlich Gibbjerg. Dieser Punkt ist immer eine meiner Lieblingsstellen gewesen. Und wenn ich hier stand an einem stillen Abend, wenn das Meer mit tiefem, aber stillem Ernst seinen Gesang anstimmte; wenn mein Auge nicht einem einzigen Segler begegnete auf der ungeheueren Fläche, sondern das Meer den Himmel begrenzte und der Himmel das Meer; wenn auf der anderen Seite des Lebens betriebsames Lärmen verstummte, und die Vögel ihr Abendgebet sangen – da stiegen aus den Gräbern für mich die wenigen lieben Toten, oder besser gesagt, es kam mir vor, als wären sie nicht gestorben. Ich fühlte mich so wohl in ihrer Mitte, ich ruhte mich aus in ihrer Umarmung, und es war mir, als wäre ich außer dem Leibe und schwebte in einem höheren Äther mit ihnen – und der heisere Schrei der Möwe erinnerte mich daran, daß ich allein stand, und alles verschwand vor meinen Augen, und ich kehrte zurück mit Wehmut im Herzen, um mich in das Gewühl der Welt zu mischen, ohne doch solche selige Augenblicke zu vergessen.

*Sören Kierkegaard*

Einst,
Da ich bittre Tränen vergoß,
Da in Schmerz
Aufgelöst meine Hoffnung zerrann
Und ich einsam stand
Am dürren Hügel,
Der im engen, dunklen Raum
Die Gestalt meines Lebens begrub;
Einsam,
Wie noch kein Einsamer war,
Von unsäglicher Angst getrieben,

Kraftlos,
Nur ein Gedanken des Elends noch:
Wie ich da nach Hülfe
Umherschaute,
Vorwärts nicht konnte
Und rückwärts nicht,
Und am fliehenden, verlöschten Leben
Mit unendlicher Sehnsucht hing:
Da kam aus blauen Fernen,
Von den Höhen meiner alten Seligkeit
Ein Dämmrungsschauer,
Und mit einem Male
Riß das Band der Geburt,
Des Lichtes Fessel.
Hin floh die irdische Herrlichkeit,
Und meine Trauer
Mit ihr.
Zusammen floß die Wehmut
In eine neue, unergründliche Welt;
Du, Nachtbegeisterung,
Schlummer des Himmels,
Kamst über mich:
...

Die Gegend hob sich sacht empor;
Über der Gegend
Schwebte
Mein entbundner, neugeborner Geist.
Zur Staubwolke wurde der Hügel,
Und durch die Wolke sah ich
Die verklärten Züge der Geliebten.
In ihren Augen
Ruhte die Ewigkeit;
Ich faßte ihre Hände,
Und die Tränen wurden ein funkelndes,
Unzerreißliches Band.
Jahrtausende zogen abwärts in die Ferne

Wie Ungewitter.
An ihrem Halse weint ich
Dem neuen Leben
Entzückende Tränen.
Das war der erste
Traum in dir.
Er zog vorüber,
Aber sein Abglanz blieb,
Der ewige,
Unerschütterliche Glauben
An den Nachthimmel
Und seine Sonne,
Die Geliebte.

*Novalis, Hymnen an die Nacht*

# Einmal werden wir uns wieder …

## *Vom Wiedersehen*

> Die Liebe ist etwas Bleibendes,
> die Liebe allein hat Dauer, aber
> nichts außer der Liebe, nichts, was
> unabhängig ist von der Liebe.
>
> *Paul Tillich*

Die lebendige, tiefe Beziehung und Bindung an einen Menschen läßt ihrem Wesen nach die endgültige Trennung, das *Nie-mehr-Wieder*, die absolute Hoffnungslosigkeit im Hinblick auf eine Wiederbegegnung oder Wiedervereinigung nicht zu.

Ein Liebender, eine Liebende wehrt sich gegen die Vorstellung einer Auslöschung des Geliebten. Gegenüber einem geliebten Toten erleben wir häufig: *Ich liebe dich so sehr, daß ich dein Nichtsein nicht annehmen kann. Ich will, daß du bist. Ich kann den Wunsch, daß du sein sollst, nie und nimmer aufgeben.* Diese Hoffnung auf eine Wiedervereinigung mit dem geliebten Wesen ist unzerstörbar. Etwas in der Tiefe der Seele wehrt sich mit Entschiedenheit gegen ein *ewiges Getrenntsein*.

Eng verbunden mit diesen Gedanken ist die Frage nach Gott, nach einer liebenden Schöpfermacht. Gehe ich von einer sinnlosen, ziellosen und heillosen Weltenschöpfung aus, so kann es auch keine personale, gütige und liebevolle Fügung solcher Wiederbegegnungen geben. Oder geht der Mensch von einem gütigen und letztendlich liebenden Gottesbild aus und hat von daher die Hoffnung auf eine Wiedervereinigung mit dem Geliebten?

Zu allen Zeiten und in allen Kulturen hat es einander ähnliche Bilder gegeben, die den Menschen mitteilten, wie sie sich eine solche Erfüllung ihrer tiefsten Sehnsüchte vorstellen könnten. Die Plastiken der Ägypter, Griechen, Römer und Etrusker, die Träume, Mythen und Erzählungen vieler Völker geben davon ein beredtes Zeugnis. Die Hoffnung auf eine Wiederbegegnung beruht auf folgenden Glaubensvorstellungen:

- Jeder Mensch trägt eine unzerstörbare Seele, einen unzerstörbaren Kern in sich,
- das tiefste Wesen des Menschen ist mit diesem Kern identisch,
- eine Form des Erkennens ist zwischen den Seelen möglich,
- das Band der Liebe ist unzerstörbar,
- es gibt eine Art übersinnlicher Kommunikationsmöglichkeit.

Die Vorstellungsbilder solcher *Seelenbegegnungen* unterscheiden sich nach ihrer kulturellen Umgebung in ihrer Konkretheit und Dichte. Allen Berichten ist aber die Aussage gemeinsam, daß die *jenseitigen Welten* und die Erlebnisse dieser Dimension so anders als unsere hiesige Erfahrungsebene seien, daß sie mit gewöhnlichen menschlichen Worten nur schwer beschreibbar sind. In all diesen Dokumenten können wir Anregungen und Vorbilder für unsere eigenen Hoffnungen, Visionen und Vorstellungen finden. Denn nur die Bilder, die wir in uns finden, können uns zur tragenden und tröstlichen Wirklichkeit werden. Die Erlebnisse und Erfahrungen aller Menschen können für uns Hoffnungsträger und Wegweiser werden.

◆

WIR MENSCHEN tragen wesensnotwendig die Sehnsucht nach Unendlichkeit in uns; wir verzehren uns aus Durst nach Unsterblichkeit; und wir müssen schon sehr weit in der Verzweiflung abgestumpft sein, um solche Gefühle gar nicht mehr zu kennen. Ja, wir müßten unsere Seele schon sehr stranguliert haben, um uns in den Kategorien des Endlichen zur Ruhe zu setzen und den seelischen Erstickungstod des Alltags beinahe wie eine Erleichterung von allen wesentlichen Fragen zu begrüßen. Nein, für jemanden, der in der Wüste verdurstet, ist der Durst ein *Beweis,* daß es Wasser geben muß, selbst wenn an dem Ort, da er lebt, weit und breit kein Wasser zu finden ist.

*Eugen Drewermann, Das Markusevangelium, Zweiter Teil*

BEFREIUNG
(1918)
Den Schmerz bezwinge,
  der um Formen trauert,
gedenke dessen,
  was ewig dauert.
Der Glockengießer,
  der sein Werk vollbringt,
zerstört die Form –
  und seine Glocke klingt.
So auch zerstört
  mit einem Schwingenschlag
der Tod die Form,
auf daß die Seele tönen mag.

*Manfred Kyber, Genius Astri*

WAS IST DIE RÜCKKEHR? Wohin kehren wir zurück? Wann kehren wir zurück? – Die Rückkehr beginnt zu der Zeit, wenn die Blume zu ihrer vollen Blüte gelangt ist, zu der Zeit, wenn das Ziel, die Aufgabe, für die die Seele auf Erden geboren wurde, erfüllt ist. Dann gibt es nichts mehr zu halten, und die Seele zieht sich natürlich zurück, so wie der Atem ausgeatmet wird. Aber stirbt der Mensch, wenn er ausatmet? – Nein. So stirbt auch die Seele nicht, wenn sie sich zurückzieht, obwohl es scheinbar für den sterbenden Menschen und für diejenigen, die bei ihm wachen, den Eindruck des Todes macht.

*Hazrat Inayat Khan, Wanderer auf dem inneren Pfad*

Ein Leben nach dem Tode
Glauben Sie fragte man mich
An ein Leben nach dem Tode
Und ich antwortete: ja
Aber dann wußte ich
Keine Auskunft zu geben
Wie das aussehen sollte
Wie ich selber
Aussehen sollte
Dort

Ich wußte nur eines
Keine Hierarchie
Von Heiligen auf goldenen Stühlen sitzend
Kein Niedersturz
Verdammter Seelen
Nur
Nur Liebe frei geworden
Niemals aufgezehrte
Mich überflutend

Kein Schutzmantel starr aus Gold
Mit Edelsteinen besetzt
Ein spinnwebenleichtes Gewand
Ein Hauch
Mir um die Schultern
Liebkosung schöne Bewegung
Wie einst von tyrrhenischen Wellen
Wie von Worten die hin und her.

*Marie Luise Kaschnitz, Kein Zauberspruch*

Drum höre, was ich sage:
Kein Schwert kann das Leben zerstören,
Kein Feuer kann es verbrennen,
Kein Wasser kann es ertränken,
Kein Wind kann es je verwehn.
Die Seele ist unergründlich,
Ist ohne Anfang und Ende,
Allgegenwärtig und unverletzbar,
Unfehlbar ist sie und unanfechtbar,
Unnennbar, unsichtbar und unberührt,
Unfaßbar durch Worte oder Gedanken;
Die Seele ruht fest gegründet
Im eigenen Selbst.
Du weißt es,
Warum also trauerst du?
Ist nicht dein Schmerz umsonst?
Du weißt, daß der eben Gestorbene
Ein eben Geborener ist,
Ein immer noch Lebender,
Vereint mit dem ewigen Geist.
Warum vergießt du Tränen?

So wie man seine alten Kleider ablegt
Und neue anzieht und sich sagt:
„Dies will ich heute tragen!"
So legt der Geist sein fleischliches Gewand
Erleichtert ab
Und geht getrost hinüber
In eine neue Wohnstatt.

*Auszug aus dem „Hohen Lied" der Bhagavadgita*

Dort, in der zukünftigen Welt, werden wir alle Schwingungen unseres Inneren sehen und die Bewegung unseres Herzens fühlen. Wir werden die Bedeutung des Göttlichen in uns verstehen, die wir hier verdammen, weil uns die Verzweiflung treibt.

Die Tat, die wir in unserer Schuldhaftigkeit heute Schwäche nennen, wird morgen als ein wesentliches Bindeglied in der gesamten Kette des Menschseins erscheinen.

Die schweren Aufgaben, für die wir keine Belohnung erhielten, werden mit uns leben, uns in Glanz wachsen lassen und von unserem Ruhme künden; und die Leiden, die wir ertrugen, werden als Lorbeerkränze unsere Häupter schmücken …

*Khalil Gibran, Gedanken des Meisters*

DAS ANDERE IST, DASS WIR AUCH WISSEN, daß der Durchgang durch die Pforte des Todes nicht jener Sprung von einem in etwas ganz anderes ist, wovon gewöhnlich die Menschen träumen, die nichts wissen von diesen Dingen, sondern es ist ein allmählicher Übergang. Was eine Seele erfüllt hat hier auf der Erde, das verschwindet nicht mit einem Augenblick, wenn der Mensch durch die Pforte des Todes geht. Was der Mensch auf der Erde geliebt hat, das liebt er auch noch nach dem Tode, nur daß er für alles dasjenige, zu dessen Befriedigung ein physischer Leib gehört, keine Möglichkeit hat, es zu befriedigen. Aber was die Seele als Wünsche, Begierden, als Freude und Leid, als bestimmte Neigungen hatte während einer Verkörperung im physischen Leibe, das dauert natürlich auch fort, wenn der Mensch durch die Pforte des Todes gegangen ist.

*Rudolf Steiner, Das esoterische Christentum und die geistige Führung der Menschheit (Vortrag vom 3. 12. 1911)*

ES BLIEB MIR AUCH NUR WENIG FURCHT VOR DEM TOD, den ich immer sehr gefürchtet hatte. Jetzt scheint mir das Hinscheiden für einen Gottesfreund überaus leicht. Sieht sich doch die Seele in einem Nu aus diesem Kerker befreit und entbürdet. Dieses Verzücktwerden durch Gott, diese Enthüllung von Erhabenstem bei solchem Außersichgeraten scheint mir dem Abscheiden der Seele aus dem Körper durchaus vergleichbar: in einem Augenblick findet sie sich in der Fülle der Seligkeit wieder. Die Schmerzen der Loslösung haben wenig Gewicht. Wer die Dinge dieses Lebens in Wahrheit hat fahrenlassen, kann auf das gelindeste hinübergehen.

Auch hat mir solches sehr dazu verholfen, unsere wahre Heimat zu erkennen und uns als Pilger im Diesseits wahrzunehmen. Wohl ist es etwas Großes, das, was jenseits ist, zu erschauen, und zu wissen, wo wir dereinst leben sollen. Denn wenn jemand zu einem Lande aufbricht, wo er beheimatet werden soll, dann überwindet er die Beschwerde des Weges viel leichter, falls er schon gewahrte, daß dieses Land ihm eine wahre Ruhestatt bietet ...

*Teresa von Avila, Wege zum Gebet*

DER TOD unterscheidet sich vom Schlaf lediglich dadurch, daß nach dem Austritt des Astralkörpers aus dem physischen Körper sich auch das Astralband trennt, also jegliche Verbindung zwischen den beiden Körpern abgebrochen wird. Beim Sterbevorgang tritt der Astralkörper in Form eines Bandes aus der linken Seite des Körpers aus, rollt sich über dem Kopf des Sterbenden spiralförmig ein und bildet zuletzt, nachdem es den Körper vollends verlassen hat, ein wolkenförmiges Gebilde. Aus dieser „Wolke" formt sich innerhalb der ersten Stunde nach dem Tode zuerst das Gesicht, dann der ganze Körper des Verstorbenen. Körper und Gesichtsausdruck sind vom Alter des Verstorbenen zwar unabhängig, bilden aber in stilisierter Form seinen Charakter ab.

Ist die Neuformung des Astralleibes beendet, erwacht der Verstorbene in seinem Astralkörper und fühlt sich so, als erwache er nach einem langen Schlaf. Es scheint ihm, daß sich für ihn nichts Besonderes geändert habe, außer einer Verschärfung der Wahrnehmung, einer Vergrößerung der Bewegungsmöglichkeit und anderen gesteigerten Fähigkeiten. Ansonsten unterscheidet sich die „neue" Welt kaum von der bisher gewohnten. Deshalb kommt es auch häufig vor, daß der Verstorbene nicht an seinen Tod glaubt, sondern weiterhin sein gewohntes Leben fortsetzen möchte. Lediglich die Tatsache, daß die Menschen seiner Umgebung, die er wahrnehmen kann, nicht auf ihn reagieren, bringt ihm die Veränderung seiner Lage langsam ins Bewußtsein.

Der Verstorbene befindet sich in einer Wunschwelt, die völlig aus seinen Wünschen und Vorstellungen aufgebaut wird; im Buddhismus spricht man von Maja, der Scheinwelt, die durch die psychische Projektion des Verstorbenen entsteht. Aufgrund unserer materialistischen Erziehung können wir uns meist nur schwer eine Welt vorstellen, die real ist, obwohl sie „nur psychisch" ist. Doch wir müssen uns abgewöhnen, in das Wort „psychisch" immer ein „nur" mit hineinzuinterpretieren. Ein psychischer Stein ist genauso real wie ein materieller Stein, ersterer ist sogar die notwendige Voraussetzung für die Existenz des letzteren.

Lebt der Verstorbene mit einem psychischen Körper in einer psychischen Welt, so ist dies für ihn absolute Realität. Er erlebt die Welt genauso, wie er sie bisher gewohnt war, denn er kann nichts anderes projizieren. Ich betonte schon früher, daß diese psychische Welt eine Welt der Schwingungen ist. Ein Gedanke genügt, um sofort Realitätsform anzunehmen; er eröffnet die Möglichkeit eines Schlaraffenlandes, hat aber gleichzeitig seine Schattenseiten. Zwar genügt ein Wunsch, um Reichtümer und ein üppiges Leben zu realisieren, jedoch genügt bereits die geringste Angst, um auch den Inhalt der Angst in Realität umzusetzen.

So wird der Mensch in diesem Zustand das Opfer seiner eigenen Triebe, Begierden, Wünsche und Gedanken. Er kann nur mit den Lebewesen in Kontakt treten, die auf gleicher Wellenlänge mit ihm liegen. So kann ein Geizhals nur mit Geizigen in Kontakt kommen, ein Räuber nur mit Räubern usw. Indem der Mensch sein eigenes Inneres als

Außenwelt erlebt, schärft sich langsam seine Einsicht, seine Selbsterkenntnis und sein Wunsch, sich höher zu entwickeln. Getragen von diesen Wünschen, schaukelt er sich quasi selbst langsam in die Höhe, unterstützt von Wesen, die bereits eine höhere Entwicklung erreicht haben. Diese Wesen können allerdings nur dann mit ihm in Verbindung treten, wenn dieser selbst den Wunsch in sich spürt und damit die „Wellenlänge" schafft.

*Thorwald Dethlefsen, Das Leben nach dem Leben*

ICH WERDE ÜBERHAUPT NICHT FÜR MICH STERBEN, sondern nur für andere, für die Zurückbleibenden, aus deren Verbindung ich gerissen werde; für mich selber ist die Todesstunde Stunde der Geburt zu einem höheren, neuen, herrlichen Leben.

*Johann Gottlieb Fichte, Tod wird Leben*

GEISTER ... DAGEGEN REDEN MITEINANDER in einer alles umgreifenden Sprache ... Jeder Mensch wechselt sogleich nach seinem Tode hinüber in diese alles umgreifende Sprache ... die die eigentliche Sprache ist seines Geistes ... Die Rede eines Engels oder Geistes mit einem Menschen ist genauso tönend zu hören wie die Rede eines Menschen mit seinesgleichen. Doch wird sie nicht gehört von anderen, die nahe dabei stehen, sondern allein von ihm; der Grund dafür ist, daß die Rede eines Engels oder Geistes zuerst in des Menschen Gedanken hineinströmt ...

Der gerade Verstorbene merkt nicht, daß er tot ist, weil er noch in einem „Leib" ist, der seinem stofflichen Körper in mancherlei Hinsicht ähnelt. „Der erste Zustand des Menschen nach dem Tode ist gleich seinem Stand in der Welt, denn er ist dann in gleicher Weise in Äußerlichkeiten ... Daher weiß es er nicht anders, als daß er noch immer auf der Welt ist … Darum, nachdem sie sich darob verwundert haben, daß sie in ihrem Leibe stecken ganz und gar so, wie es mit ihnen auf der Welt gewesen war … kommt ihnen eine Sehnsucht, zu wissen, was der Himmel ist und was die Hölle."

Aber der Geist-Zustand ist weniger eingegrenzt. Wahrnehmen, Denken und Erinnern sind vollkommener. Zeit und Raum stellen nicht mehr solche Beschränkungen dar wie im irdischen Leben.

„Alle Fähigkeiten der Geister sind von höherer Vollkommenheit, sowohl ihr Empfindungsvermögen als auch ihre Denkkraft als auch ihre Wahrnehmung."

Der Sterbende begegnet auch anderen Geistern von Toten, die er während seines Lebens gekannt hatte. Sie stehen ihm hilfreich zur Seite bei seinem Durchgang in das Jenseits. „Der Geist eines erst jüngst aus der Welt geschiedenen Menschen wird … aufgenommen von seinen Freunden und solchen, die er auf der Welt gekannt … Deshalb wird ihnen von ihren Freunden erklärt, was es mit dem Zustand des ewigen Lebens auf sich hat."

*Raymond A. Moody, Auszug aus: Leben nach dem Tod*

### Die Toten

Die Toten starben nicht. Es starb ihr Kleid.
Ihr Leib zerfiel, es lebt ihr Geist und Wille.
Vereinigt sind sie dir zu jeder Zeit
in deiner Seele tiefer Tempelstille.

In dir und ihnen ruht ein einiges Reich,
wo Tod und Leben Wechselworte tauschen.
In ihm kannst du dem eigenen Denken gleich,
den stillen Stimmen deiner Toten lauschen.

Und reden kannst du, wie du einst getan,
zu deinen Toten lautlos deine Worte.

Unwandelbar ist unsres Geistes Bahn
und ewig offen steht des Todes Pforte.

Schlagt Brücken in euch zu der Toten Land,
die Toten baun mit euch am Bau der Erde.
Geht wissend mit den Toten Hand in Hand,
auf daß die Welt vergeistigt werde.

*Manfred Kyber, Genius Astri*

29. Juli 1915

Ich bin jetzt sehr zufrieden mit euch. Im Anfang war euer Schmerz qualvoll für mich. Ich habe mir dann die größte Mühe gegeben, mich euch fühlbar zu machen. Nun ist es besser.

Wie leicht ist das Sterben! Ich darf euch noch nicht alles sagen, es geht mir aber sehr, sehr gut, und ihr müßt an mich wie an eine Lichtgestalt denken, die kein Leid mehr zu tragen hat.

Ich habe meinen Tod selber geschaffen, weil ich hier viel Größeres zu tun hatte. Von diesen Arbeiten macht ihr euch keine Begriffe, ja nicht einmal ahnen könnt ihr, wie schön, wie groß, wie vollkommen sie sind.

Heil dem, der sie erfüllen darf!

Dein Körper will Ruhe. Schlafe, so viel du kannst. Im Schlafe kommen wir zusammen und helfen uns. Bald wirst du es auch im Wachen wissen. – Das ist der erste Anfang.

Wüßtet ihr nur, was ich hier schon Schönes erlebt habe! Ich werde euch aber das alles einstmals selber zeigen.

*Auszug aus: Friedrich Herbert Hillringhaus (Hg.), Brücke über den Strom*

Es ist die Geschichte von dieser und jener Welt, und darum muß ich auch von den Toten in der Kirche zu Halmar erzählen. Denn es ist ja so, daß die Toten nicht erloschen sind, wie viele es meinen in einer Zeit, die geistferne geworden ist, wie kaum eine andere vor uns. Die Toten leben weiter in ihrem ganzen Wesen und wechseln nur ein grobes Gewand gegen ein feineres, und die Welt, in die sie durch das verhangene Tor eintreten, ist weit wirklicher als die Welt des Scheins, in der wir hier auf Erden atmen. Es ist auch nicht so, daß diese beiden Welten getrennt sind durch eine unübersteigbare Mauer. Es ist nur ein dünner Schleier, der zwischen ihnen hängt, und der lichtet sich weit häufiger, als die Menschen von heute es glauben, und es gibt viele Augenblicke, in welchen diese und jene Welt ineinander übergehen, so daß man nicht sagen kann, ob man hier oder drüben ist.

Denn die Toten bauen mit am Bau der Erde, und sie wünschen es so sehr, daß die Lebenden wieder Hand in Hand mit ihnen schaffen, wie es in vergangenen Tagen der Menschheit war. Ist nicht eine Ahnung, die wir haben, oft der Gedanke eines Toten, und ein Gefühl, das uns überkommt, Wunsch und Wille verwandter Geister? Die Toten helfen uns, und wir sollten ihnen helfen. Geschähe das nicht, die Erde würde veröden und der Spielball dunkler Gedanken sein. Aber sie soll ja durchlichtet werden mit allem, was auf ihr lebt, zu einem ewigen Frieden und zu einem Sonntag der Welt. Es ist lange bis dahin, und heute ist Werktag, und der Feiertag ist noch weit.

Ihr, die ihr heute atmet, denkt daran und leugnet die Toten nicht, die neben euch stehen. Es sind auch die Toten so vielfältig wie die Lebenden, es sind lichte und dunkle unter ihnen, und sie schaffen mit an euren lichten und dunklen Werken. Darum sorgt, daß eure Worte und Werke durchlichtet sind, denn was ihr redet und wirkt, ist für diese und jene Welt, für die Lebenden und für die Toten und für den Bau der ganzen Welt. Es gibt so viele Tote, die euch helfen wollen – seht nicht an ihnen vorbei. Es gibt so viele Tote, die eure Hilfe brauchen – versagt sie ihnen nicht. Es wandeln manche Tote hoch über euch auf den Höhen, es wohnen aber noch viele in den Tälern der Tiefe, und es sind auch solche, die nicht über die Schwelle gehen können, weil es dunkel um sie ist und sie die andere Welt nicht erfassen. Sie irren durch eure Häuser der Schatten und suchen in euren Kirchen. Aber sie finden heute wenig genug an Licht, denn es ist sehr finster geworden auf der Erde um diese Zeit der Wende.

Denkt daran, ihr, die ihr heute atmet, laßt eure Hütten und Tempel wieder hell werden für Lebende und Tote, damit sich die Welten vereinigen zu der Menschheit Jugendland. Seht ihr nicht selbst, wie dunkel es um euch geworden ist? Irrt nicht auch die graue Frau durch die Zimmer im Haus der Schatten Jahr um Jahr, und suchen nicht auch viele andere Toten in den engen Gassen von Halmar und horchen auf die Glocken, wenn sie zum Sonntag läuten? Aber es ist kein Feiertag mehr bei euch, und es ist dunkel in der Kirche zu Halmar.

Zündet eure Lichter an! Es harren so viele darauf, daß es hell wird. Lebende und Tote rufen danach, Menschen und Tiere und alles, was Dasein hat, sehnt sich nach Licht und Erlösung. Die Stunden, die heute schlagen, sind Schicksalsstunden der Welt, es ist viel Licht nötig, denn es ist allzu finster geworden. Ich muß euch das sagen, und ich muß es versuchen, euch Licht um Licht zu entzünden, damit ihr es richtig versteht, wenn ich euch von den Toten in der Kirche zu Halmar erzähle. Ihr werdet vielleicht denken, das seien alte Geschichten, und wer weiß, ob sie wahr sind – aber glaubt es mir, es sind Geschichten, die jeden Tag wieder neu werden können. Denn die Toten stehen neben euch.

*Manfred Kyber, Die drei Lichter der kleinen Veronika*

### Chor der Toten

Wir Toten, wir Toten sind größere Heere
Als ihr auf der Erde, als ihr auf dem Meere!
Wir pflügten das Feld mit geduldigen Taten,
Ihr schwinget die Sicheln und schneidet die Saaten,
Und was wir vollendet und was wir begonnen,
Das füllt noch dort oben die rauschenden Bronnen,
Und all unser Lieben und Hassen und Hadern,
Das klopft noch dort oben in sterblichen Adern,
Und was wir an gültigen Sätzen gefunden,
Dran bleibt aller irdische Wandel gebunden,
Und unsere Töne, Gebilde, Gedichte
Erkämpfen den Lorbeer im strahlenden Lichte,
Wir suchen noch immer die menschlichen Ziele –
Drum ehret und opfert! Denn unser sind viele!

*Conrad Ferdinand Meyer*

### Die Schönheit des Todes

Laß mich schlafen,
denn meine Seele ist trunken vor Liebe.

Bedecke nicht meine Brust mit Weinen und Seufzen,
sondern schreibe mit deinen Fingern
auf sie das Zeichen der Liebe und der Freude.

Laß dein Herz mit mir frohlocken
im Gebet um Unsterblichkeit und ewiges Leben.

Trage keine schwarze Trauerkleidung,
sondern erfreue dich mit mir in weißer Kleidung.

Sprich nicht voller Kummer von meinem Weggehen,
sondern schließe deine Augen,
und du wirst mich unter euch sehen, jetzt und immer.

*Khalil Gibran, Im Garten des Propheten*

## An Dich, der Du Deine Toten beweinst

Wenn Du mich liebst, weine nicht!

Wenn Du das große Geheimnis des Himmels kennen würdest, wo ich mich jetzt befinde, wenn Du das sehen und wahrnehmen könntest, was ich in diesen grenzenlosen Horizonten und in diesem Licht, das alles erleuchtet und durchdringt, wahrnehme, würdest Du nicht weinen, wenn Du mich liebst.

Hier wird man nun mehr von Gottes Zauber, von Seinem Ausdruck unendlicher Güte und von dem Widerschein Seiner unendlichen Schönheit durchdrungen. Die Dinge von damals sind im Vergleich dazu so klein und so flüchtig.

Die Liebe zu Dir ist mir geblieben: Eine Zärtlichkeit, wie ich sie nie kannte. Ich bin glücklich, Dir in der Zeit begegnet zu sein, auch wenn damals alles so flüchtig und so begrenzt war. Jetzt ist die Liebe, die mich an Dich bindet, reine Freude ohne Ende.

Während ich in der glücklichen und überschwenglichen Erwartung Deiner Ankunft lebe, mußt Du Dir mich so vorstellen.

In Deinen Kämpfen, Augenblicken der Trostlosigkeit und Einsamkeit denk an dieses wunderbare Haus, wo es keinen Tod gibt und wo wir gemeinsam unseren Durst im regen Austausch an der unversiegbaren Quelle der Liebe und des Glücks stillen.

Weine nicht mehr, wenn Du mich wirklich liebst.

*G. Perico, S. J.*

# Sehnen und Hoffen

## *Vom Jenseits*

Jeder Tag ist der Anfang des Lebens.
Jedes Leben der Anfang der Ewigkeit.

*Rainer Maria Rilke*

Viele Menschen haben keine konkreten Bilder von einer zukünftigen Wiederbegegnung mit den Verstorbenen oder dem Jenseits. Einige von ihnen haben Vertrauen, daß Gott schon in der rechten Form für sie sorgen wird. Sie müssen nicht wissen, wie und in welcher Weise das geschehen wird.

Andere meinen, daß wir uns mit unserem jetzigen, erdgebundenen Vorstellungsvermögen solche jenseitigen Dimensionen ohnehin nicht vorstellen können.

Dann gibt es aber auch Menschen, die so lange suchen, bis sie sich Einsichten und Bilder zu eigen gemacht haben, die ihnen eine feste Grundlage für ihren Glauben und ihre Hoffnung geben. Die Vorstellungsbilder können für sie zu einem inneren Wissen werden.

Wenn wir uns Berichten, Erfahrungen und Zeugnissen über das sogenannte Jenseits zuwenden, werden wir feststellen, daß es eine Unzahl von Dokumenten gibt. Es hat sie zu allen Zeiten und in allen Kulturen gegeben.

Bei diesen Aufzeichnungen sollten wir mitbedenken, daß Menschen darin versuchen, Erfahrungen und Visionen mitzuteilen, deren Beschreibungen immer nur Annäherungen an die erlebte Wirklichkeit sein können, denn sie beschreiben ja eine Wirklichkeit, die nicht auf der materiellen Erscheinungsform der Dinge basiert. In vielen Berichten wird diese Hilflosigkeit bei der *Übersetzung* in menschlich-irdische Verstehbarkeit auch betont.

Die jenseitigen Dimensionen können wir uns vielleicht

viel feiner, subtiler, in Form von Schwingungen, Licht, Farben oder sogenannten ätherischen Bildern vorstellen. Dennoch haben sie eine ebensolche Wirklichkeit wie die materiegebundenen Formen der Existenz.

Vielleicht fragen Sie sich, wieviel Glaubwürdigkeit diesen Zeugnissen zukommen mag. Letztendlich kann diese Frage nur jeder für sich beantworten. Und doch können wir zwei wichtige Einsichten nennen, die uns mindestens nachdenklich stimmen sollten:

- Es hat diese Erfahrungsberichte zu allen Zeiten und in allen Kulturen gegeben.
- Die gegebenen Bilder weisen bemerkenswerte Ähnlichkeiten auf.

Menschen von hohem kulturellem Rang und großer Integrität und Glaubwürdigkeit haben solche Berichte und Beschreibungen einer übersinnlichen Welt abgegeben.

Wie kommen Menschen dazu, Einblick in das Jenseits oder die sogenannte Geistige Welt zu erlangen?

Wenn wir uns in der Religions- und Kulturgeschichte umsehen, finden wir Persönlichkeiten, die eine solche Gabe in ihrem Wesen veranlagt fanden. Nicht immer wird diese Befähigung als Segen empfunden. Viele Menschen geraten durch sie in eine Sonderstellung, und in früheren Zeiten wurden sie sogar verfemt, verbannt, verfolgt oder auf grausame Art hingerichtet.

Die Kirche hat in der Geschichte eine eher zwiespältige Haltung zu solchen *Besonderen* gehabt. Entweder wurden sie mißtrauisch verfolgt oder als Heilige verehrt, in manchen Fällen auch beides. So hatte zum Beispiel Teresa von Avila große Schauungen der Geistigen Welt, die ihr Beichtvater aber mit Kritik ablehnte.

Neben solchen *Begabten* oder *Auserwählten* gab und gibt es solche, die zu der Fähigkeit des *Schauens* durch extreme Schicksalsbelastungen wie Gefangenschaft, Krankheit, Peinigung oder Einsamkeit kamen.

Wiederum andere Menschen gehen durch eine strenge Schulung des Geistes mit dem Ziel, Einblick in die *höhere Welt* zu bekommen. Zu diesen Initiationswegen zählten zum Beispiel die vielfältigen Tempelweihen Ägyptens und Griechenlands und viele schamanistische Praktiken. Die antiken Einweihungstraditionen wurden u. a. von den Rosenkreuzern fortgeführt, und in der Gegenwart gibt es zum Beispiel den Anthroposophischen Geistesschulungsweg.

Wenn wir auf die eine oder andere Weise mit solchen Menschen oder Bewegungen in Berührung kommen, sollten wir immer prüfen, auf welchem moralischen, spirituellen und menschlichen Niveau sich solche Praktiken und ihre Vertreter befinden.

Hat derjenige eine strenge und reinigende Vorbereitung durchlaufen, in der das persönliche Ego einer Umwandlung unterzogen wird? Hat er oder sie ein absolut lauteres Wesen und Charakter, zur Selbstlosigkeit, Liebeskraft und Güte gefunden? Die meisten verfügen über große Toleranz, Mitgefühl und Milde.

Sie sind eher bescheiden und zurückhaltend und keineswegs auf prahlerische Zurschaustellung aus.

Wir möchten Sie mit den nachfolgenden Texten einladen, sich ein wenig mit solchen Zeugnissen auseinanderzusetzen. Vielleicht geben sie Ihnen das Vertrauen und den Mut, sich weiter mit solchen Texten zu beschäftigen.

◆

Seitdem du gestorben bist,
danke ich jedem vergehenden Tag.
Jeder vergangene Tag
bringt mich dir näher.

*Hans Arp, Sophie 1943–1945 (Auszug)*

Du lächelst,
um nicht zu weinen.
Du lächelst,
als würden lange noch
die guten Tage scheinen.
Deine Flügel glänzten
wie junge Blätter.
Dein Gesicht
war ein weißer Stern.

*Hans Arp, Sophie 1945–1947 (Auszug)*

Wortfetzen
Komm du komm

Schmerzweb mit Tränen besetzt
Berg-und-Tal-Fahrt
Und deine Hand
Wieder in meiner

So lagen wir lasest du vor
Schlief ich ein
Wachte auf
Schlief ein
Wache auf
Deine Stimme empfängt mich
Entläßt mich und immer
So fort.

Mehr also, fragen die Frager
Erwarten Sie nicht nach dem Tode?
Und ich antworte
Weniger nicht.

*Marie Luise Kaschnitz, Kein Zauberspruch*

Nein, neugierig auf das Sterben bin ich nur darum, weil es noch immer mein Glaube oder mein Traum ist, daß ich unterwegs zu meiner Mutter bin. Ich hoffe, der Tod werde ein großes Glück sein, ein Glück, so groß wie das der ersten Liebeserfüllung. Ich kann mich von dem Gedanken nicht trennen, daß statt des Todes mit der Sense es meine Mutter sein wird, die mich wieder zu sich nimmt und in das Nichtsein und in die Unschuld zurückführt.

*Hermann Hesse, Narziß und Goldmund*

Untrennbar eins
Es gibt eine Legende: Zwei Menschen, Liebende, sie lebten im fünften Jahrhundert in Frankreich, Hilarius und Quieta, er starb zuerst, man begrub ihn in St. Jean in Dijon. Als Quieta starb und man sie in ein Grab neben das ihres Liebsten betten wollte, hob Hilarius den Arm, legte ihn um sie und zog sie an sich. Im neunten Jahrhundert hat man sie getrennt, in zwei getrennte Gräber gelegt in der Krypta der Kathedrale zu Dijon, warum? Oh über diese Häretiker der Liebe! Aber da waren die beiden längst an andrer Stelle untrennbar eins geworden für ewig. Das Gesicht dessen, der mich an sich ziehen wird, das verwandelt sich mir im Einschlafen, wird unfaßbar groß, ich ertrinke im todgleichen Frieden.

*Luise Rinser, Septembertag (Auszug)*

Abgewandt
warte ich auf dich
weit fort von den Lebenden weilst du
oder nahe.

Abgewandt
warte ich auf dich
denn nicht dürfen Freigelassene
mit Schlingen der Sehnsucht

eingefangen werden
noch gekrönt
mit der Krone aus Planetenstaub –

die Liebe ist eine Sandpflanze
die im Feuer dient
und nicht verzehrt wird –

Abgewandt
wartet sie auf dich –

*Nelly Sachs, Fahrt ins Staublose*

Wir werden uns wiedersehen

Es ist vor allem die entscheidende Hoffnung der Liebe, daß wir einander wiedersehen, von der her der Glaube an die Unsterblichkeit sich bestimmt. So wie auf Erden bereits alle Dinge der Welt sich wandeln zu einem Symbol für die Schönheit und Nähe eines Menschen, den wir herzlich lieben, so verdichtet es sich der Liebe zur Gewißheit, daß umgekehrt die Seele des anderen alle Dinge zu bedeuten und in sich zu schließen vermag, indem sie selber schon auf Erden wie ein Fenster ins Unendliche gewesen ist. Ein Mensch, den man von ganzem Herzen liebhat, zieht sich im Tode nicht, wie Exupéry es im *Kleinen Prinzen* den Worten nach schildert, in eine unzugängliche und unwirkliche Sphäre jenseits der menschlichen Erfahrung zurück wie ein Licht, das in allen Dingen aufscheint, ohne selbst mehr eine einheitliche Lichtquelle zu bilden, sondern es bleibt die Hoffnung und Erwartung der Liebe, daß wir nach kurzer Zeit der Trennung jenseits der Zeit wieder zueinanderfinden. Auf einem ägyptischen Amulett aus dem Grabe Tut-anch-Amuns (des „lebenden Bildes des Gottes Amun") heißt es in diesem Sinne unübertrefflich schön als Wunsch der Gattin Anches-en-Amun („sie lebt für Amun"): „Ich habe dich geliebt, großer Tut-anch-Amun, und meine

Trauer, daß du gehst, ist groß. Aber vergiß, daß die Zeit Zeit ist; denn nach der Zeit sehen wir uns wieder." – Ohne diese absolute Hoffnung auf Ewigkeit und Unsterblichkeit erstürbe in der Tat die Liebe vor der Zeit. Zu Recht konnte J. v. Eichendorff deshalb den Tod weniger schlimm finden, als daß Menschen, die sich lieben, auf Erden willkürlich auseinandergerissen werden, wenn er meinte:

„*Trennung* ist wohl Tod zu nennen,
Denn wer weiß, wohin wir gehn, –
*Tod* ist nur ein kurzes Trennen
Auf ein baldig Wiedersehn."

Selbst der Tod kann die Liebenden nicht voneinander scheiden; hingegen die Zerstörung der Liebe wäre schlimmer als der Tod. Alles hängt mithin davon ab, die Liebe und die Freundschaft selbst mit ihren Hoffnungen und Wünschen für einen Beweis der Wahrheit zu nehmen: das Leben des Geliebten ist unsterblich, und: wir werden uns wiedersehen.

*Eugen Drewermann, Das Eigentliche ist unsichtbar*

EINST FRAGTEST DU: an jenem Nebelmorgen,
Wenn wir im Jenseits leise uns begegnen,
Wie soll ich dich erkennen unter allen Schatten?

Ich sagte: – Erinn're dich, ich werde die sein,
Die müden Schrittes langsam, ohne Eile
An dir vorbeigeh'n wird, das Gesicht verdeckt.

*Veronika Strēlerte*

# Ich dank' dir, daß du bei mir warst

## *Von der Dankbarkeit*

> Eine letzte Möglichkeit des Ausgleichs von Nehmen und Geben ist das Danken.
>
> *Bert Hellinger*

Möglicherweise ist die Dankbarkeit einem Verstorbenen gegenüber das Band, das uns am dauerhaftesten mit ihm verbindet.

Manchmal wird uns erst mit dem Tod eines Menschen so ganz bewußt, wie dankbar wir ihm eigentlich sind. Oft verstellt uns ja der Alltag die Schönheit eines Menschen, weil wir uns an Kleinigkeiten aufreiben und manche Wesenszüge uns fremd sind und mit den unseren nicht harmonieren. Oft wird uns der andere Mensch erst mit seinem Tod in seiner ganzen *Gestalt* erkennbar. Seine Einmaligkeit und sein Wert werden uns in vertiefter Weise deutlich. Es kann dann für uns sehr schmerzlich sein, daß wir den Wert und die Bedeutung dieses Menschen im Leben nicht genügend gesehen und ihm unsere Dankbarkeit zu wenig gezeigt haben.

Auch wenn es in einer Beziehung viele Unstimmigkeiten, Enttäuschungen, Schwierigkeiten und Dunkelheiten gab, so können wir sicherlich auch immer Erlebnisse, Eigenschaften und Erfahrungen in uns wachrufen, für die wir sehr dankbar sind.

Da gibt es vielleicht auch viele unscheinbare Dinge, die uns erst jetzt ganz bewußt werden:

*Er hatte immer so wunderbar warme Hände. – Ich nehme eigentlich erst jetzt wahr, daß wir immer einen frischen Blumenstrauß auf dem Tisch stehen hatten. – ...*

Manchmal schämen wir uns auch, wenn wir bemerken, wie viele Dinge wir für selbstverständlich ansahen.

Wenn wir in unserem Herzen das Gefühl der Dankbarkeit aufsteigen lassen, erleben wir, daß uns ganz warm ums Herz wird und wir uns in diesem Moment besonders innig mit dem Verstorbenen verbunden fühlen. Einmal sagte eine trauernde Witwe in einem Seminar: „Immer einmal wieder danke ich meinem Mann ganz innig. Es sind ganz kleine und auch große Sachen, für die ich ihm noch einmal danke. Es gibt so vieles, für das ich ihm dankbar bin. Und wenn ich das ganz bewußt vollziehe, ist da das merkwürdige Gefühl, als stünde er ganz nahe bei mir."

Ja, es gibt für so vieles zu danken, Großes und Kleines und oft auch für scheinbar schon lange Vergessenes.

Der tiefste Dank heißt wohl einfach: *Ich bin dankbar, daß du in meinem Leben warst. Ich habe dich über eine kurze oder längere Zeit in meiner Nähe gewußt. Du hast mein Leben reicher, schöner und erfüllter gemacht.*

Der Dank, der das Herz am schmerzhaftesten bewegt, ist der Dank für die durch den anderen erfahrene Liebe, die vielen Zeichen der Zuneigung und Wertschätzung. Hier werden uns die Schönheit und der Wert des Verstorbenen am tiefsten und deutlichsten erkennbar. Manche Menschen erleben, daß es ihnen sogar möglich wird, dem Toten auch für die schweren und verletzenden Erlebnisse zu danken. Sie spüren dann, daß auch solche Erfahrungen sie mit dem anderen Menschen verbunden haben, daß sie ein Stück der gemeinsamen Geschichte sind, die sie nicht missen wollen. Oft gewinnen sie die Einsicht, daß gerade auch die belastenden, schwierigen Dinge uns geprägt haben, uns reifen ließen und uns zu der Person gemacht haben, die wir heute sind. Vieles von dem, was uns heute ausmacht, unsere Fähigkeiten, Tugenden und Eigenschaften wurden vor langer Zeit in uns durch andere Menschen geweckt und gefördert. Wenn ein geliebter Mensch gestorben ist, können wir uns fragen: Was hat der andere aus uns *herausgeliebt*? In dem, was er in uns geweckt und gefördert hat, bleibt er ja unvergänglich in uns anwesend, wir finden dann seine *Ewigkeitsspuren* in uns. Es sind Prägungen und Reichtümer, die von ihm kamen, Samen, die er in uns legte. Die Dankbarkeit für solche Spuren und Samen kann uns dazu bringen, daß wir dieses *Erbe* in uns pflegen und fördern und im Gedenken an den Verstorbenen immer weiter zum Wachsen und Blühen bringen möchten. Dennoch müssen wir prüfen, ob die Anliegen und Vermächtnisse des Verstorbenen auch mit unseren eigenen Wertvorstellungen und Empfindungen übereinstimmen. Vielleicht ist die Pflege der in uns veranlagten Samen die größte Danksagung an den Toten.

Dankbarkeit öffnet das Herz. Es ist ein heilsames, unzerreißbares Band zwischen den Toten und den Lebenden und macht uns zugleich frei für Neues, läßt uns fruchtbar und schöpferisch leben.

Ich dank' Dir, daß Du bei mir warst,
für all die Stunden und Tage,
für Deine Nähe und Dein JA zu mir.

Dank' Dir,
denn durch Dich
hab' ich das Leben
geschaut und geschmeckt
in all seiner Schönheit und Süße,
in Schmerz und Bitterkeit.

Ach, ich dank' Dir,
denn ohne Dich
wäre mein Leben
weniger reich gewesen.
Dein Lachen und Dein Ernst,
Deine Zustimmung und
Dein Widerspruch
hätten mir so gefehlt.

Ich dank' Dir, daß Du bei mir warst,
und immer werde ich hoffen,
daß ich Dir eines Tages
diese Dankbarkeit
wieder zeigen kann.

◆

TRENNUNG BESTEHEN

Wenn es dir Kummer macht,
daß du nichts mehr tun kannst
für einen Menschen,
der deinem Herzen nahesteht,
so gedenke,
daß der Herr die Seinen ermächtigt hat
zu segnen.
Du ahnst nicht,
welche Kostbarkeit
du dem anderen mitgibst
auf seinen Weg,
wenn du ihn segnest.

Diesen Menschen,
an dem mein Herz hängt,
der mir gänzlich unersetzlich ist,
freigeben
für seinen eigenen Weg,
das ist so unsagbar schwer,
mein Gott.
Ein härterer Verlust
hätte mich nicht treffen können.

Diesen Menschen loslassen,
mit dem ich Innerstes teilen konnte,
der mich reich gemacht hat
wie kein anderer,
Schmerzlicheres konnte mir nicht geschehen.

Beraubt fühle ich mich
und grenzenlos verlassen.
Tag und Nacht
quält mich das Heimweh.

Ich weiß nicht,
wie ich es zuwege bringen soll,
die harte Wirklichkeit anzunehmen.
Unfaßbar ist mir alles.
Mein Gott, bleibe bei mir.
Laß mich mit meinem Entsetzen
nicht allein.
Laß mich nicht bitter werden,
daß sich unsere Wege getrennt haben,
sondern mitten in aller Traurigkeit
dankbar bleiben für das,
was wir einander
für eine begrenzte Zeit sein durften.

*Sabine Naegeli, Du hast mein Dunkel geteilt*

## Trennung

Ferner, je schöner und voller die Erinnerung, desto schwerer die Trennung. Aber die Dankbarkeit verwandelt die Qual der Erinnerung in eine stille Freude. Man trägt das vergangene Schöne nicht wie ein Stachel, sondern wie ein kostbares Geschenk in sich. Man muß sich hüten, in den Erinnerungen zu wühlen, sich ihnen auszuliefern, wie man auch ein kostbares Geschenk nicht immerfort betrachtet, sondern nur zu besonderen Stunden oder sonst wie einen verborgenen Schatz, dessen man gewiß ist, besitzt; dann geht eine dauernde Freude und Kraft von dem Vergangenen aus.

*Dietrich Bonhoeffer, Widerstand und Ergebung*

WELCHE SEELENSTIMMUNG für die Verstorbenen die größte Wohltat ist, das hat niemand in größerer Klarheit gesagt als Rudolf Steiner. Die ruhige, feierliche Dankbarkeit für das, was sie gewesen sind, was sie uns gewesen sind: sie ist das Lebenselement, in dem wir allein den Toten nahen sollten ...

Ein tief wohltätiges Gefühl, daß wir jetzt dem Verstorbenen helfen, soweit Menschen ihm von der Erde aus helfen können, wird sich dann in unserer Seele regen. Man braucht wirklich nichts „in ihn hineinzudenken", man braucht nur aus ihm herauszudenken, was verdeckt und versteckt war, und schon breitet sich gesunde Geistesfreude über unsere Beziehung zu ihm – eine Geistesfreude, in der wir beide zusammen leben können, er drüben und wir hier.

*Friedrich Rittelmeyer, Gemeinschaft mit den Verstorbenen*

DANKBARKEIT
ist das Gedächtnis
des Herzens.

*Jean-Baptiste Massieu*

DIR ZUM GEDÄCHTNIS dann
Mein wiegendes Sommergras
Dir zum Dank
Meine blutende Rose
Dir zur Ehre
Mein fliegendes Abendrot
Dir zuliebe
Meine Tränen

*Marie Luise Kaschnitz, Überallnie*

Echtes Danken kommt aus dem Herzen, wo wir in universellem Zusammengehören verwurzelt sind.

Aus vollem Herzen danken, dazu bedarf es des ganzen Menschen. Der Intellekt erkennt das Geschenk als Geschenk. Danken setzt denken voraus. Der Wille wiederum anerkennt die gegenseitige Abhängigkeit zwischen Gebendem und Dankendem. Und die Emotionen lassen die Freude am beiderseitigen Zugehören hochleben. Nur wenn Intellekt, Wille und Emotionen sich verbinden, wird das Danken ein echtes Danken, und das heißt ein Danken aus ganzem Herzen.

*David Steindl-Rast, Fülle und Nichts*

Kami

Vor vielen Gräbern hätt ich mich zu neigen,
um nach des fernen Ostens tiefem Brauch
noch Dank zu sagen, eh der eigne Hauch
hinüberweht – nun muß ich's aus dem Schweigen

der Zelle tun. Die Seele loszubinden
von aller Umwelt hab ich längst gelernt,
sie lenken, wenn sie suchend sich entfernt. –
Die Toten helfen ihr, die Bahn zu finden.

Die Toten wissen die besondren Zeichen:
Sie bleiben stumm für Seelen, die begehren,
und stumm für Seelen, die noch nicht verehren –

doch lassen sich die Toten gern erreichen,
wenn man, befreit von aller Wünsche Weben,
nur kommt, um ihnen Lebensdank zu geben.

*Albrecht Haushofer, Moabiter Sonette*

# Ich werde dich in mir bewahren

## *Vom Gedenken und von der Treue*

> Wer alt geworden ist und darauf achtet, der kann beobachten, wie trotz dem Schwinden der Kräfte und Potenzen ein Leben noch spät und bis zuletzt mit jedem Jahr das unendliche Netz seiner Beziehungen und Verflechtungen vergrößert und vervielfältigt und wie, solange ein Gedächtnis wach ist, doch von all dem Vergänglichen und Vergangenen nichts verloren geht.
>
> *Hermann Hesse*

Wenn uns ein geliebter Mensch gestorben ist, besteht unser ganzes Sein in der ersten Zeit der Trauer ja eigentlich nur aus dem Gedenken an ihn. Es fällt uns schwer, uns überhaupt auf etwas anderes zu konzentrieren, wir versuchen, den Toten in unseren Gedanken gleichsam festzuhalten, wir umkreisen ihn mit einem fortwährenden Strom des Denkens. Wir versuchen, ihn denkend in uns zu bewahren.

Ein Mann, der seine Frau wenige Monate zuvor verloren hatte, berichtete: „Ich hatte sogar Angst, mal ins Kino zu gehen, weil ich es nicht ertragen konnte, meine Frau, wenn auch nur für kurze Zeit, zu vergessen. Es fiel mir oft auch schwer einzuschlafen, weil ich sie in meinen Gedanken nicht loslassen wollte. Ich hatte das Gefühl, als würde ich sie dann noch einmal verlieren, und vor diesem Schmerz fürchtete ich mich. Eines Tages erzählte mir dann eine Bekannte, daß es die Überzeugung gebe, daß wir im Schlaf den Verstorbenen viel näher sind als im Wachbewußtsein, das hat mich dann irgendwie beruhigt und getröstet, und ich konnte wieder besser schlafen."

Das Gedenken hat manchmal einen fast magischen Charakter, so als könnten wir den Strom des Verbundenseins damit ununterbrochen aufrechterhalten. Das Denken an die verstorbene Person ist dann gleichsam eine Nabelschnur, die das Gefühl der radikalen Trennung mildert.

Mit der Zeit erleben wir dann, daß das Gedenken in dem Ausmaß, wie es anfänglich da war, nicht bleiben kann. Das Leben fordert uns zurück, nimmt uns wieder in die Pflicht und zwingt uns dazu, sich mit vielem anderen, auch alltäglichen Dingen auseinanderzusetzen. Der Verstorbene kann nicht mehr so viel Raum in uns einnehmen, wie wir es uns vielleicht wünschen. Manche erleben es auch als Erleichterung, weil das ununterbrochene Denken an den anderen sie zu sehr belastet hat oder sie das Gefühl hatten, sonst noch verrückt zu werden.

Andererseits erfahren wir damit vielleicht auch noch einmal Schmerz, Gefühle von Schuld, Versagen oder Treulosigkeit. Nach einiger Zeit erwächst aber das Vertrauen, daß es ein inneres Bewahren gibt, ein kontinuierliches Verbundensein in dem Gefühl und Wissen, daß der Tote unverlierbar in uns wohnt. Wir müssen uns das nicht unaufhörlich bestätigen. Wir erinnern uns, daß wir den geliebten Menschen ja auch im Leben nicht ununterbrochen in unserem Bewußtsein hatten und trotzdem mit ihm verbunden waren. Es wächst das Vertrauen in eine das Leben überdauernde Zusammengehörigkeit, auch wenn das Denken nicht immer auf den anderen ausgerichtet ist.

Das Band der Liebe und der innigen Verbundenheit kann auch nach zwanzig, dreißig, vierzig oder mehr Jahren in der Seele lebendig fortbestehen.

Eine Trauernde drückte ihre Erfahrung so aus:

„Ich denke gar nicht mehr so häufig an ihn, und doch fühle ich ganz deutlich, daß wir irgendwie für immer zusammengehören. Ich muß mich dessen aber nicht mehr immer vergewissern. Ich trage ihn ja ganz unverlierbar in mir und bin gewiß, daß uns dieses Band der Zusammengehörigkeit wieder zusammenführen wird."

## Formen und Rituale, der Toten zu gedenken

Wir alle kennen die christlichen Gedenktage wie Totensonntag und Allerseelen, an denen wir auf besondere Weise der Verstorbenen gedenken, für sie bitten und beten und sie der göttlichen Sorge und Gnade besonders ans Herz legen. Diese und andere traditionelle Gedenk- und Feiertage eignen sich ganz besonders, der Toten in festlicher Weise zu gedenken. Ohnehin sind uns die nahen Verstorbenen an den Feiertagen ja ganz besonders gegenwärtig. Wir erinnern uns: *Vor zwei Jahren an Weihnachten war der Großvater ja noch bei uns* oder: *Am Karfreitag vor einem Jahr fühltest du die ersten Beschwerden durch deine Krankheit* usw. An den Fest- und Feiertagen können wir uns in unserer Trauer auch in einer unsichtbaren Gemeinschaft mit anderen wissen, die ebenso um liebe Menschen trauern.

Daneben gibt es ganz private Gedenktage, die vielleicht so persönlich sind, daß nur man selbst von ihnen und ihrer Bedeutung weiß. Hier erleben wir eine Intimität der Trauer und des Gedenkens, die uns vielleicht einsamer macht, uns aber auch das Gefühl der Einmaligkeit und Unverwechselbarkeit gerade dieser Beziehung schenkt.

Wir haben an solchen Tagen dann auch ganz individuelle Möglichkeiten der Gestaltung.

Diese Formen und Gestaltungen, vielleicht sogar Rituale können sich ganz aus der Geschichte und den inneren Bildern, die wir vom Verstorbenen und unserer Beziehung zu ihm haben, entfalten.

Hier seien nur einige wenige Möglichkeiten genannt, die Ihre eigenen Vorstellungen und Phantasien vielleicht anregen, oder Ihnen Mut machen können, für sich selber solche *unkonventionelleren Formen* zu finden. Sie können etwa im Gedenken an den Verstorbenen

*Musik hören,*
*etwas für ihn lesen,*
*für sie oder ihn einen Gedenkgottesdienst feiern,*

*einen wichtigen Ort aufsuchen,*
*ihm einen Wunsch erfüllen,*
*Briefe lesen,*
*Freunde aufsuchen oder einladen und über die verstorbene Person sprechen,*
*einen Brief schreiben,*
*die Krankenstation, auf der er oder sie lag, aufsuchen,*
*das gemeinsame Lieblingslokal besuchen,*
*Fotos anschauen,*
*Erinnerungsstücke aufstellen,*
*seine Kleider tragen …*

Mit dem Voranschreiten der Zeit werden diese Handlungen sich verändern, vielleicht werden sie stiller, vielleicht bestehen sie weniger aus äußeren Tätigkeiten, als vielmehr aus einer inneren Hinwendung in der Form des besonderen Gedenkens, Betens oder Meditierens. Und auch wenn sie mit der Zeit weniger werden, ist das in Ordnung, denn es kann ein Zeichen davon sein, daß der Tote nun ein stiller, *alltäglicher* Begleiter und Weggenosse Ihres Lebens geworden ist. Sie haben dann zu einer neuen, unsichtbaren, aber nicht weniger wirklichen Form der Gemeinschaft mit ihm oder ihr gefunden.

◆

NIEMAND IST FORT,
den man liebt.
Liebe ist ewige Gegenwart.

*Stefan Zweig*

UNSERE LIEBEN WACHSEN, wenn sie gegangen sind, in uns hinein, werden ein Teil von uns. Geben uns ihre Liebe und Kraft, und am Ende bewahren wir sie unsichtbar in uns.

*Jörg Zink*

Die Dahingegangenen bleiben mit dem Wesentlichen, womit sie auf uns gewirkt haben, mit uns lebendig, solange wir selber leben. Manchmal können wir sogar besser mit ihnen sprechen, uns besser mit ihnen beraten und uns Rat von ihnen holen als von den Lebenden.

*Hermann Hesse, Gesammelte Werke*

Einer von zweien

In meinem Gedächtnis wohnst du
Mein Leib ist dein Haus
Mir aus den Augen siehst du den Frühling
Noch immer die rote Kastanie.

Auf dem Fluß jedes Tages
Kommst du geschwommen
Steigst mit jeder Sonne
Mir über den Hügel.
Hände hab ich
Zehn Finger und flinke Füße
Näher kommst du
Ich fasse dich nicht.

Ihr sollt in mir sehen
Einer von zweien
Und hinter meinen Worten
Unruhig horchen
Auf die andere Stimme.

Ihr sollt sehen wie meine Wunde
Zu glühen beginnt
Wenn die Welle kommt
Der Muschelgeruch der Häfen
Wenn im Buchenwald unsichtbar
Maisingen die Vögel.

*Marie Luise Kaschnitz, Überallnie*

Komm her ins Kerzenlicht. Ich bin nicht bang,
die Toten anzuschauen. Wenn sie kommen,
so haben sie ein Recht, in unserm Blick
sich aufzuhalten, wie die andern Dinge.
Komm her; wir wollen eine Weile stille sein ...

*Rainer Maria Rilke, aus dem Requiem für die frühverstorbene Malerin Paula Modersohn-Becker, Sämtliche Werke*

Man liebt zweimal:
das erste Mal in der Wirklichkeit
das zweite Mal in der Erinnerung.

*Honoré de Balzac*

Erinnerung an die Toten
Wenn wir es dahin bringen, die Erinnerung wach und lebendig zu erhalten an unsere lieben Toten, wenn wir auch im Wachzustande diese Gedanken in lebhaftiger Bildhaftigkeit immer wieder und wiederum vor uns haben, dann macht das, was wir im Wachen als Erinnerungsbilder liebevoll in uns tragen für die Toten, daß die Toten hereinwirken können in diese Welt, ihren Willen hereingießen können, und daß in dem Willen der Lebendigen der Wille der Toten weiterlebt.

*Rudolf Steiner, Unsere Toten*

Requiem
Seele, vergiß sie nicht,
Seele, vergiß nicht die Toten!

Sieh, sie umschweben dich,
Schauernd, verlassen,

Und in den heiligen Gluten,
Die den Armen die Liebe schürt,
Atmen sie auf und erwarmen
Und genießen zum letztenmal
Ihr verglimmendes Leben.

Seele, vergiß sie nicht,
Seele, vergiß nicht die Toten!

Sieh, sie umschweben dich,
Schauernd, verlassen,
Und wenn du dich erkaltend
Ihnen verschließest, erstarren sie
Bis hinein in das Tiefste.
Dann ergreift sie der Sturm der Nacht,
Dem sie, zusammengekrampft in sich,
Trotzten im Schoße der Liebe,
Und er jagt sie mit Ungestüm
Durch die unendliche Wüste hin,
Wo nicht Leben mehr ist, nur Kampf
Losgelassener Kräfte
Um erneuertes Sein!

Seele, vergiß sie nicht,
Seele, vergiß nicht die Toten!

*Friedrich Hebbel*

KEIN MENSCH, DER GELIEBT WORDEN IST, kann sterben. Ein Mensch, den wir geliebt haben, der ist in uns, ist in uns, wie ein Stück Brot, das wir gegessen haben, in uns ist und Fleisch und Blut und Seele wird. So bist Du nun in mir, wirst bleiben, solange ich bin, wirst in allem sein, was ich sein werde, wirst auferstehen und dann bleiben in jedem Satz, der gilt.

*Werner Sprenger, Überprüfung eines Abschieds*

DIE TOTEN unterscheiden sich von den Ungeborenen nur durch die Erinnerung der Lebenden.

*Dorothea Radtke, Erlebtes und Erträumtes*

ES KANN DIE SEELE EINES VERSTORBENEN genauso in uns sein, wie die Seele des ungeborenen Kindes in der Mutter ist.

Der Mensch, der eben gestorben ist, möchte ein Same sein.

Er möchte, daß aus seinem Tode etwas geboren werde.

Es sollen Taten von uns getan werden, die wir allein nicht tun könnten, wenn wir nicht Helfer in der geistigen Welt hätten, durch unsere Verstorbenen.

*Emil Bock, Wiederholte Erdenleben*

ICH MUSS NUR IMMER NOCH MEHR IN IHR LEBEN. Nur in ihrem Andenken ist mir wahrhaft wohl.

Abends ging ich zu Sophien. Dort war ich unbeschreiblich freudig. Aufblitzende Enthusiasmus-Momente. Das Grab blies ich wie Staub vor mir hin. Jahrhunderte waren wie Momente, ihre Nähe war fühlbar.

*Novalis*

AN MEIN KIND
Immer wieder wirst du mir
Im scheidenden Jahre sterben, mein Kind,

Wenn das Laub zerfließt
Und die Zweige schmal werden.

Mit den roten Rosen
Hast du den Tod bitter gekostet,

Nicht ein einziges welkendes Pochen
Blieb dir erspart.

Darum weine ich sehr, ewiglich ...
In der Nacht meines Herzens.

Noch seufzen aus mir die Schlummerlieder,
Die dich in den Todesschlaf schluchzten,

Und meine Augen wenden sich nicht mehr
Der Welt zu;

Das Grün des Laubes tut ihnen weh,
– Aber der Ewige wohnt in mir.

Die Liebe zu dir ist das Bildnis,
Das man sich von Gott machen darf.

Ich sah auch die Engel im Weinen,
Im Wind und im Schneeregen.

Sie schwebten ...
In einer himmlischen Luft.

Wenn der Mond in Blüte steht,
Gleicht er deinem Leben, mein Kind.

Und ich mag nicht hinsehen,
Wie der lichtspendende Falter sorglos dahinschwebt.

Nie ahnte ich den Tod
– Spüren um dich, mein Kind –

Und ich liebe des Zimmers Wände,
Die ich bemale mit deinem Knabenantlitz.

Die Sterne, die in diesem Monat
So viele sprühend ins Leben fallen,
Tropfen schwer auf mein Herz.

*Else Lasker-Schüler, Gedichte*

Dass die Toten erst wirklich sterben, wenn die letzten, die sie noch gekannt haben, nicht mehr am Leben sind, war mir längst klar gewesen, auch die furchtbare Härte, mit welcher zu diesem Zeitpunkt, also erst vielleicht fünfzig Jahre nach ihrem Tode, dann aber unwiederbringlich ihre Stimmen, Blicke, Bewegungen ausgelöscht werden. Bei diesem sozusagen sekundären Tod läuten keine Glocken, werden keine Salven geschossen, keine Blumen ins Grab geworfen, niemand wird wissen, wann er eintritt und welche Person dazu ausersehen ist, ihn, zusammen mit dem eigenen Sterben, zu vollziehen.

*Marie Luise Kaschnitz, Tage, Tage, Jahre*

Kleine Präludien
Mit Toten ist gut schweigen –
Sie sind
Wie niemand sonst dir eigen –

Das alles war einmal,
Das alles ist nicht mehr,
Und ob es gestern war,
Heut ist es lange her –
Die irre Traurigkeit,
Das dumpfe Herzeleid,
Die große Einsamkeit
Sind nicht mehr schwer.

*Ina Seidel, Gedichte*

Wir werden eines Tages wissen, daß der Tod uns nie das rauben kann, was unsre Seele gewonnen hat, denn ihr Gewinn ist eins mit ihr selbst.

*Rabindranath Tagore*

Alles, was seelische Anteilnahme findet,
was sich in Seelenregung übersetzt,
wird erlebbar für die Verstorbenen.
Wenn wir in dieser Weise eine Gemeinsamkeit pflegen,
nichts wollend,
sondern hingebend,
unseren Erdenreichtum verteilend,
dann brauchen wir uns nicht mehr zu verwundern,
wenn uns plötzlich etwas gelingt,
das uns kaum zu bewältigen schien;
ja wir können darauf bauen, daß uns,
nachdem wir unsere Seelen ruhig gestimmt haben,
Antwort einfällt auf manche Frage,
die uns unlösbar schien.

*Georg Dreissig, Leben mit den Verstorbenen*

Der Toten zu gedenken nicht nur als an die,
die man verloren hat,
sondern als an die,
die weiter mit uns leben und wirken wollen,
das gibt dem Menschendasein eine Weihe und Weite,
die anders eigentlich nicht erreicht werden kann.
Man kann es Menschen geradezu anspüren,
ob sie Freunde unter den Toten haben.
Wo die Türe nach dem Reich des Todes offengehalten wird,
da tritt eine großzügige,
reifere Lebenshaltung an Stelle der Schärfen und Ecken,
die das Bewußtsein des Eingeengtseins
zwischen Geburt und Tod oft mit sich bringt.

*Ernst Heimeran*

# Denn alles Irdische ist nur ein Gleichnis

## *Vom Festhalten und Loslassen*

Aus dem Ewigen ist kein Ausweg.

*Rainer Maria Rilke*

In der Erschütterung, die wir beim Tod eines nahen, geliebten Menschen erfahren, werden uns die Sterblichkeit aller Menschen und die Endlichkeit unseres eigenen Lebens unabweisbar bewußt.

Dann mag es uns geschehen, daß uns alles Irdische *nichtig* wird, wir erkennen den Charakter der *Nichtdauerhaftigkeit* aller erschaffenen Dinge.

In dieser äußerst schmerzlichen, manchmal auch zutiefst verunsichernden Erfahrung liegt eine große Chance. Im Begreifen der Endlichkeit unserer Existenz lernen wir, daß es eine Art gibt, das Leben zu leben, die den Tod schon mit einschließt und einübt.

Hermann Hesse spricht uns davon in den folgenden Zeilen eines seiner Gedichte:

*Sterben lern auch du und dich ergeben,*
*Sterbenkönnen ist ein heiliges Wissen.*
*Sei bereit zum Tod – und hingerissen*
*Wirst du eingehn zu erhöhtem Leben!*

Diese Lebenshaltung wird auch in dem Begriff vom abschiedlich gelebten Leben ausgedrückt. Es wird uns aber nur gelingen, schon jetzt im Leben *zu sterben*, wenn wir einen über das Leben hinausweisenden Sinn der Existenz finden.

Sie setzt eine Lebensanschauung voraus, die den Menschen in ein sinnvolles Ganzes der Entwicklung eingebettet sieht.

Friedrich Hölderlin sagt dazu:

> *Und darum, weil ich frei im höchsten Sinne, weil ich anfangslos mich fühle, darum glaub' ich, daß ich endlos, daß ich unzerstörbar bin.*

Diese Sicht der menschlichen Existenz setzt die Überzeugung voraus, daß es dem Menschen gegeben ist, in einem ewigen, unzerstörbaren Entwicklungsprozeß zu stehen.

Viele Denker stellen sich einen Wechsel von Existenzen, einmal im Diesseits, dann im Jenseits und wiederum im Diesseits im Sinne einer fortschreitenden Entwicklung vor. Für andere ist dieser Entwicklungsgedanke im Auferstehungsglauben enthalten. Es steht hier also eine spirituell-evolutionäre Weltsicht im Hintergrund, die es uns ermöglicht, immer wieder in *kleinere* Tode einzuwilligen. In diesen kleineren Toden lernen wir, auch in allen größeren Abschieden, allen Trennungen und Loslösungen *einen* Teil eines ganzheitlichen, ewigen Lebens zu sehen. Bei Rainer Maria Rilke heißt es:

> *Durch das Verlieren, sind wir recht eigentlich*
> *eingeführt und das Ganze,*
> *der Tod ist nur ein unerbittliches Mittel,*
> *uns auch mit der uns abgekehrten Seite*
> *unseres Daseins … vertraut, vertraulich zu machen.*

Mit einem solchen Verständnis wird es uns möglich, unserem erdenhaften und gebundenen Ich-Bewußtsein und der Ego-Verhaftung an das Leben zu begegnen, seine alles beherrschende Dominanz, sein Macht- und Durchsetzungsstreben zu transformieren. Ich kann dann vertrauen, daß mir von diesem sinnvollen Ganzen, das immer auf Wachstum und Entwicklung, auf Reifung und Neuwerdung ausgerichtet ist, das zukommt, was ich zu meiner Entwicklung brauche.

Wir werden dann zu Empfangenden, wir können uns ein

wenig von der Meinung lösen, wir müßten unbedingt für unsere Eigenbelange kämpfen, sie fordern und mit Gewalt durchsetzen.

Wir können diese tägliche Übung, abschiedlich zu leben, zu unserer Lebensübung werden lassen.

*Nicht mein, sondern dein Wille geschehe, o Herr.*

Diese Haltung wird uns dann zum Schulungsweg, um das Loslassen zu erlernen.

Vielleicht wird uns so einmal im Vertrauen auf das ewige Bestehen unserer eigentlichen Existenz das große letzte Loslassen, das wir Tod nennen, leichter gelingen. Lesen wir bei Friedrich Hebbel:

*Der Tod eines heißgeliebten Menschen ist die eigentliche Weihe für die höhere Welt, das habe ich in der letzten Zeit aufs innigste empfunden. Man muß auf Erden etwas verlieren, damit man in jenen Sphären etwas zu suchen habe. In diesem Sinne darf man sagen: der Schmerz ist der größte Wohltäter, ja der wahre Schöpfer der Menschen.*

◆

Wenn ich, von aussen her, über mein Leben weg schaue, sieht es nicht besonders glücklich aus. Doch darf ich es noch weniger unglücklich heißen, trotz aller Irrtümer. Es ist am Ende auch ganz töricht, so nach Glück und Unglück zu fragen, denn mir scheint, die unglücklichsten Tage meines Lebens gäbe ich schwerer hin als alle heiteren. Wenn es in einem Menschenleben darauf ankommt, das Unabwendbare mit Bewußtsein hinzunehmen, das Gute und Üble recht auszukosten und sich neben dem äußeren ein inneres, eigentlicheres, nicht zufälliges Schicksal zu erobern, so war mein Leben nicht arm und nicht schlecht. Ist das äußere Schicksal über mich hingegangen wie über alle, unabwendbar und von Göttern verhängt, so ist mein inneres Geschick doch mein eigenes Werk gewesen, dessen Süße oder Bitterkeit mir zukommt und für das ich die Verantwortung allein auf mich zu nehmen denke.

*Hermann Hesse, Die Hölle ist überwindbar*

WIR ERLEICHTERN DEM TOTEN UNGEHEUER SEIN LEBEN nach dem Tode, wenn wir es zuwege bringen, wirklich uns in unser Schicksal zu fügen und an den Toten so zu denken, daß wir wissen, die waltende Weisheit hat ihn uns in der rechten Stunde nehmen wollen, weil sie ihn auf anderen Gebieten des Daseins braucht, als hier das Erdendasein ist.

*Rudolf Steiner, Unsere Toten (Vortrag vom 9. 5. 1914)*

NICHTS GEHÖRT IM SCHATTEN DER EWIGKEIT LETZTLICH UNS SELBER, sondern wir alle miteinander gehören einzig zu Gott ... Befähigt sind wir, in dem anderen, in unserem Bruder, in unserer Schwester, einen Menschen zu sehen, der zwar im Augenblick noch auf der Erde wohnt, doch dessen Stirn bereits den Himmel berührt; in seiner Sprache weht der Atemwind des Ewigen, in seinen Augen schimmert eine Seele, die berufen ist, zu Gott zurückzukehren.

*Eugen Drewermann, Das Markusevangelium, Zweiter Teil.*

SCHON IMMER hatten wir in unserem Leben den Tod überholt. Wir hatten schon immer eine Ahnung davon, daß Sterben „Gewinn" ist. Für die Antike war der Gott Dionysos das Bekenntnis zu der Erfahrung, daß uns die Natur auf die einfachste Weise in den Vorhof des mystischen Schauders führt, in dem Sterben und Geborenwerden zugleich anwesend sind. Die Rebe bringt als Symbol und Gabe des Gottes beides: Lethe und Feuer, das Vergessen und die Begeisterung. In jedem Überschwang, in jeder Fülle des Lebens ist heimlich und unerkannt der Tod zugegen. Aber zugleich ist hier Leben in Gestalt neuen Lebens als Geist und Liebe. Wir sahen immer nur die eine Seite: Jedes Glühen ist auch Verlust, jeder Rausch steht in einer geheimen Verabredung mit der Sehnsucht zu sterben. Nun erkennen wir auch die Rückseite der Sache: In dem, was ich verliere, werde ich eingeholt; was mir vorausgeht, zieht mich mit voraus.

*Johann Christoph Hampe, Sterben ist doch ganz anders*

DER TOD NIMMT DIE LAST des Lebens hinweg, und die Seele beginnt ein neues Leben.

Der Tod ist ein Schlaf, aus dem die Seele im Jenseits erwacht.

Der Tod ist die Kreuzigung, der die Auferstehung folgt.

Der Tod ist die Nacht, nach welcher der Tag beginnt.

Der Tod stirbt, nicht das Leben.

Das ewige Leben ist im Herzen des Todes verborgen.

*Hazrat Inayat Khan, Gayan - Vadan - Nirtan*

EINER TOTEN
Du warst wie ein Abendlied
Nach erfülltem Tage,
Eh' das Licht noch völlig schied,
Rein und ohne Klage.

Nur geheimer Wehmut voll,
Da die Schatten sanken
Und das letzte Läuten scholl,
Aber doch voll Danken

Und im Ausklang ganz bereit,
Atmend zu verwehen
Und im Chor der Ewigkeit
Endlich aufzugehen.

*Ina Seidel, Gedichte*

DIE BEZIEHUNG ZWISCHEN DEM KÖRPER UND DER SEELE gleicht der Neigung des Menschen zu seiner Kleidung. Es ist die Pflicht des Menschen, seine Kleidung in guter Ordnung zu halten, denn er braucht sie, um in der Welt leben zu können. Aber es ist Unwissenheit, große Unwissenheit, wenn der Mensch sich selbst vergißt und denkt, er sei seine Kleidung. Doch das tut er im allgemeinen. Wie wenige können aufhören entweder zu denken: „Dieser Körper bin ich selbst", oder: „Mein Selbst ist getrennt von diesem Körper – größer, kostbarer und langlebiger als dieser Körper."

Was ist dann Sterblichkeit? – Es gibt keine Sterblichkeit außer in der Illusion, die der Mensch sein Leben lang als Angst festhält und als Eindruck, nachdem er diese Erde verlassen hat.

„Alle Seelen kommen von Gott, und zu *Ihm* kehren sie zurück." (Koran)

*Hazrat Inayat Khan, Wanderer auf dem inneren Pfad*

DIE ZUFLUCHT

RICHARDA HUCH ZUM 18. JULI 1944

Da ist nicht Dauer, nicht Vergänglichkeit,
Nicht End', nicht Anfang, Mündung nicht noch Quelle.
Der Geist schwebt überm dunklen Meer der Zeit,

Und ihm verwehrt der Engel keine Schwelle.
Nie stürzt er aus der Heimat: Ewigkeit.

*Ina Seidel, Gedichte*

Alle Tode

Alle Tode bin ich schon gestorben,
Alle Tode will ich wieder sterben,
Sterben den hölzernen Tod im Baum,
Sterben den steinernen Tod im Berg,
Irdenen Tod im Sand,
Blätternen Tod im knisternden Sommergras
Und den armen, blutigen Menschentod.

Blume will ich wieder geboren werden,
Baum und Gras will ich wieder geboren werden,
Fisch und Hirsch, Vogel und Schmetterling.
Und aus jeder Gestalt
Wird mich Sehnsucht reißen die Stufen
Zu den letzten Leiden,
Zu den Leiden der Menschen hinan.

O zitternd gespannter Bogen,
Wenn der Sehnsucht rasende Faust
Beide Pole des Lebens
Zueinander zu biegen verlangt!
Oft noch und oftmals wieder
Wirst du mich jagen von Tod zu Geburt
Der Gestaltungen schmerzvolle Bahn,
Der Gestaltungen herrliche Bahn.

*Hermann Hesse, Die Hölle ist überwindbar*

Sieh! ich starb als Stein und ging als Pflanze auf,
starb als Pflanz' und nahm drauf als Tier den Lauf;
starb als Tier und ward ein Mensch. Was fürcht ich dann,
da durch Sterben ich nie minder werden kann!

Wieder, wann ich werd' als Mensch gestorben sein,
wird ein Engelsfittich mir erworben sein,
und als Engel muß ich sein geopfert auch,
werden, was ich nicht begreif, ein Gotteshauch.

*Friedrich Rückert, Werke, Band 2*

# Aus Liebe weiterleben …

## *Vom Entschluß, das Leben wieder anzunehmen*

> Man kann sich die Weiten und Möglichkeiten des Lebens gar nicht unerschöpflich genug denken. Kein Schicksal, keine Absage, keine Not ist einfach aussichtslos; irgendwo kann das härteste Gestrüpp es zu Blättern bringen zu einer Blüte, zu einer Frucht.
>
> *Rainer Maria Rilke*

Graz den, 5. 6… .

Geliebter, Du,

wir haben uns doch im Leben so viele Briefe geschrieben, und nun schreibe ich Dir in diesen Deinen Tod hinein. Du weißt, es geschieht aus Sehnsucht nach Dir, aus diesem Wunsch, mich mit Dir zu verständigen. Wenn ich diesen Brief an Dich beendet habe, werde ich ihn zuoberst in die blaue Schachtel legen, in der Du so liebevoll jeden Brief von mir aufbewahrtest.

Mein Lieber, es ist nun fast anderthalb Jahre her, seit Du gestorben bist. Mein Gott, wenn ich diese Zeit aufschreibe, wird mir bewußt, wie seltsam seither mein Zeitgefühl ist. Einerseits erscheint mir das wie eine Ewigkeit, andererseits, wenn ich an die letzten Tage mit Dir denke, kommt es mir vor, als sei es erst vor ganz kurzer Zeit gewesen.

Du weißt, wie lange ich mit Deinem Tod gehadert habe, wie lange sich alles in mir gewehrt hat, Dein Fortgehen anzunehmen, und wie lange ich in der Tiefe meiner Seele nicht mehr weiterleben wollte. Es war die schwerste Zeit meines Lebens! Ich muß Dir das nicht sagen, Du wußtest es ja schon in Deiner letzten Lebenszeit, wo Du immer mal wieder mit mir über die Zeit nach Deinem Tod sprechen wolltest und ich mich immer verzweifelt wehrte. Du Lieber, Du. Es war ja Deine Sorge um mich und mein Leben, die Dir die Kraft gab, mich sogar noch zu trösten und mir Mut für die Zukunft zu machen.

Immer wieder mußte ich in der Folgezeit daran denken, daß Du mir ein paar Tage vor Deinem Tod einmal ganz unvermittelt sagtest, daß Du Dir wünschen würdest, daß ich mir eines Tages wieder einen anderen Mann suche. Das hat mir damals so weh getan, ich habe mich so gewehrt gegen diesen Gedanken.

Die Erinnerung daran hat mich dahin gebracht, daß ich fühlte, wie sehr Dir mein Weiterleben am Herzen lag. Du selbst hast ja so gerne gelebt, und ich spürte immer, daß Deine Liebe zum Leben auch Dein Wunsch für mein Leben war. Wie oft hast Du mich daran erinnert, das Leben nicht zu ernst zu nehmen und das Genießen nicht zu vergessen. Nun, das war mir bisher bis auf ganz kurze Momente noch nicht möglich. Aber etwas anderes ist mir heute bewußt und der Anlaß zu diesem Brief geworden. Weißt Du:

aus Liebe zu Dir will ich weiterleben.

Ob Du verstehst, wie ich es meine?

Ich habe heute einen Spaziergang in den Gärten hinter unserem Grundstück gemacht. Es war so schön in der Natur, und ich habe alles ganz intensiv für Dich angeschaut. Bei diesem Schauen und Empfinden wurde mir mit einem Male klar, daß ich nun ganz von innen her bereit bin, meine mir zugemessene Lebenszeit weiterzuleben, auch für Dich. Ich wollte ja immer schön für Dich sein, und heute habe ich gedacht: „Ja, ich möchte noch schöner für Dich werden, wachsen und reifen und noch viele von meinen Mängeln und Fehlern ablegen ..." Vielleicht, daß ich eines Tages, wenn wir einander wiederbegegnen, für Dich dann noch „schöner" bin. Du verstehst, wie ich das meine. Mein Weiterlebenwollen soll auch ein Dank sein für all das, was Du in mich gelegt hast und das sich noch entfalten möchte. Ja, Lieber, ich habe das Gefühl, dafür lohnt es sich, noch ein wenig hierzubleiben ...

In großer Liebe und Dankbarkeit
immer die Deine

...

*Aus Liebe will ich weiterleben.*
*Mit meinen Ohren will ich für Dich hören,*
*mit meinen Augen will ich für Dich sehen,*
*mit meinen Händen will ich für Dich tasten,*
*und meine Zunge, die soll schmecken*
*all die Süße, all das Herbe,*
*erleben möcht' ich*
*die ganze Vielfalt dieser Schöpfung.*

*Aus Liebe will ich weiterleben,*
*Aus Liebe will ich für uns hoffen,*
*Aus Liebe will ich auch den Schmerz ertragen.*

◆

ICH WEISS NICHT, AN WELCHEM TAG ich zum erstenmal spürte, daß nicht alles unwiederbringlich verloren sei. Weckte mich Kinderlächeln oder ein Zeichen unverhüllter Trauer, wo ich keine sehen wollte? Ein Verantwortungsgefühl? Hatte sich meine Verzweiflung erschöpft? Vielleicht hat mich das Spiel des Lebens gefangengenommen. Die Wahrheit hat so viele Facetten, daß ich unmöglich genau sagen kann, wie ich wieder Fuß faßte. Eines Tages bemerkte ich, daß ich aufgehört hatte, nur Fassade zu sein. Ich existierte, ich atmete. Ich wollte auf die Ereignisse wieder Einfluß nehmen. Langsam kam ich wieder zu mir und sah, was noch von mir übriggeblieben war. Da begann ich, die Einsamkeit nicht mehr über mich ergehen, sondern mich von ihr zähmen zu lassen.

Sie ist mir vertraut geworden, wir kennen uns jetzt gut, und ich kann ihr in die Augen sehen.

*Anne Philipe, Nur einen Seufzer lang*

TRENNUNG

Zunächst: es gibt nichts, was uns die Abwesenheit eines lieben Menschen ersetzen kann, und man sollte es auch gar nicht versuchen; man muß es einfach aushalten und durchhalten; dies klingt zunächst sehr hart, aber es ist doch zugleich ein großer Trost, denn indem die Lücke wirklich unausgefüllt bleibt, bleibt man durch sie miteinander verbunden. Es ist verkehrt, wenn man sagt, Gott füllt die Lücke aus; er füllt sie gar nicht aus, sondern er hält sie vielmehr gerade unausgefüllt und hilft uns dadurch, unsere alte Gemeinschaft miteinander – wenn auch unter Schmerzen – zu bewahren.

*Dietrich Bonhoeffer, Widerstand und Ergebung*

DIE TOTE

Wenn du plötzlich nicht mehr da bist,
wenn du plötzlich nicht mehr lebst,
werde ich weiterleben.

Ich wage es nicht,
wage es nicht zu schreiben:
wenn du stirbst.

Ich werde weiterleben.
…

Wenn du nicht lebst,
wenn
du, Geliebte, meine Liebe,

wenn du
gestorben bist,
fallen alle Blätter in meiner Brust,
regnen wird's auf meine Seele Tag und Nacht,
der Schnee wird mein Herz verbrennen,
durch Frost und Feuer, Tod und Schnee werde ich gehen,
meine Füße werden dorthin wollen, wo du schläfst,
aber
ich werde weiterleben,
weil du vor allem von mir wolltest, daß ich
unbeugsam sei,
und, Liebe, weil du weißt, daß ich nicht ein Mensch nur
bin, sondern alle Menschen.

*Pablo Neruda, Zwanzig Liebesgedichte*

DAS IST ALLES,
was wir tun können:
immer wieder
von neuem anfangen –
immer wieder
und wieder.

*Thornton Wilder*

WAS DEN EINFLUSS DES TODES eines nahestehenden Menschen auf diejenigen betrifft, die er zurückläßt, so scheint mir schon seit langem, als dürfte das kein anderer sein als der einer höheren Verantwortung; überläßt der Hingehende nicht sein hundertfach Begonnenes denen, die ihn überdauern, als Fortzusetzendes, wenn sie einigermaßen ihm innerlich verbunden waren? Ich habe in den letzten Jahren so viel nahe Todeserfahrungen erlernen müssen, aber es ist mir keiner genommen worden, ohne daß ich nicht die Aufgaben um mich herum vermehrt gefunden hätte. Die

Schwere ... drückt uns ... tiefer ins Leben hinein und legt uns die äußersten Verpflichtungen auf die langsam wachsenden Kräfte.

*Rainer Maria Rilke, Lektüre für Minuten*

### Abschiedlich leben

Der Tod ragt immer ins Leben hinein. Ständig verlieren wir etwas, müssen wir loslassen, verzichten, uns voneinander trennen, etwas aufgeben. Immer wieder ist das Leben verändert, müssen wir Vertrautes verlassen, uns den Veränderungen stellen. Aber wir verlieren nicht nur, wir gewinnen auch. Das Leben, das abläuft, gibt uns die Gelegenheit, gerade durch die vielen Veränderungen unser Wesen aufzufalten, zu entfalten. Gleichzeitig müssen wir immer wieder Aspekte von uns zurücklassen und neue Aspekte an uns erfahren lernen. Ein wirkliches Zurücklassen ist es natürlich nicht, auch wenn wir uns von einem Menschen trennen müssen, der gestorben ist. Das Leben mit ihm, die Erlebnisse mit ihm sind in unserer Erinnerung gegenwärtig, gehören zu uns, machen unser Leben auch aus. Auch das Erlebnis der Trauer um diesen Menschen macht unser Leben aus, es gehört auch zu uns. Wenn wir zu trauern verstehen, dann ist dies vielleicht gerade die Möglichkeit, Wesentliches an uns zu erfahren.

Entscheidend scheint mir die Erfahrung in der Trauerarbeit, daß wir Trennungen nicht nur ertragen können, sondern daß sie durch die Trauer hindurch dazu führen, uns selbst wieder neu zu erleben, auch mit neuen Wertungen: als Menschen, die auch durch Trennungen nicht zerbrechen, die innerlich doch immer wieder getragen sind, die, gerade als Erschütterte, sich auf das Wesentliche zurückbesinnen. Der Tod eines geliebten Menschen ist das Erlebnis einer Grenzsituation. Diese Grenzsituation betrifft uns, wir können uns in ihr durch niemanden vertreten lassen. Deshalb ist sie ein Moment im Leben, in dem unser Dasein innerhalb der größten Gegensätze des Lebens gefordert ist und uns erlebbar wird. Auch wenn Tod unvermeidbar ist und uns ständig begleitet, sind doch unser Leben, unsere Bindungen, unsere Geschichte ebenso gewiß wie der Tod.

Der Tod ragt in Gestalt der ständigen Veränderungen in unser Leben herein. Leben angesichts des Todes muß „abschiedlich" gelebt werden; wir müssen immer bereit sein, Abschied zu nehmen, uns zu verändern, und immer auch bereit sein, unsere Geschichte als Geschichte von unendlich vielen Veränderungen in uns aufleuchten zu lassen, als die Ausfaltung unserer Identität.

*Verena Kast, Trauern*

AUCH DAS VERLORENE IST NOCH WIRKLICHKEIT. Aber in unserem Fühlen und Denken kann der Mensch jede Wirklichkeit verändern, gestalten und verwandeln. Die Wirklichkeit ist *unsere* eigenständige, widersprüchliche Wirklichkeit – und auf alle Fragen an unser Menschenleben erhalten wir gleichnishafte Antworten. Ein Vogel hat eine Feder verloren. Einem Menschen ist etwas Wertvolles genommen. Dein Schmerz bricht in meine Ruhe, und meine Angst mag Dein Hoffen zerstören. Das alles sind Wirklichkeiten. In der Wandlung der Zeit lernen wir die Endlichkeit kennen. Jeder Verlust sollte das Herz warm werden lassen für die Tage, die wir noch mit anderen „teilen" dürfen …

*Knud E. Buchmann, Flügelschlag der Seele*

ES IST DAS WICHTIGSTE, was wir im Leben lernen können: das eigene Wesen zu finden und ihm treu zu bleiben. Allein darauf kommt es an, und nur auf diese Weise dienen wir Gott *ganz:* daß wir begreifen, wer wir selber sind, und den Mut gewinnen, uns selber zu leben. Denn es gibt Melodien, es gibt Worte, es gibt Bilder, es gibt Gesänge, die nur in uns, in unserer Seele schlummern, und es bildet die zentrale Aufgabe unseres Lebens, sie auszusagen und auszusingen. Einzig zu diesem Zweck sind wir gemacht; und keine andere Aufgabe ist wichtiger, als herauszufinden, welch ein Reichtum in uns liegt. Erst dann wird *unser Herz ganz,* erst dann wird *unsere Seele weit,* erst dann wird *unser Denken stark.* Und erst mit allen Kräften, die in uns angelegt sind, dienen und preisen wir unseren Schöpfer, wie er es verdient.

*Eugen Drewermann, Das Markusevangelium, Zweiter Teil*

WENN ETWAS UNS FORTGENOMMEN WIRD,
womit wir tief und wunderbar zusammenhängen,
so ist viel von uns selbst fortgenommen.
Gott aber will, daß wir uns wiederfinden,
reicher um alles Verlorene und vermehrt
um jeden unendlichen Schmerz.

*Rainer Maria Rilke*

# Die spirituelle Dimension der Tröstung

## *Vom Tröster – dem Heiligen Geist*

> Leiden führt und zwingt den Menschen zu Gott,
> es sei ihm lieb oder leid.
> Die Leidenden werden von der Welt die Armen geheißen,
> aber von mir die Seligen,
> denn sie sind meine Auserwählten.
>
> *Heinrich Seuse*

Wenn ein Mensch echte Tröstung erfahren hat, ist er mit dem Geistigen oder Spirituellen in Berührung gekommen. Das Erlebnis der Tröstung ist im tiefsten Sinne eine mystische Erfahrung. Dieses Erlebnis ereignete sich über ein Medium, einen Kanal: einen Menschen, ein Kunstwerk, die Natur oder ein anderes Element. Sie waren Träger oder Vermittler einer Qualität, eben der besonderen Qualität, die Heilung und Tröstung bringt.

Das Eigentliche aber, das verwandelt und heilt, ist der Geist, das Geistige, der Heilige Geist, das Ewige, Göttliche. Es ist diese Kraft, die schöpferische Kraft, die es vermag, Dunkel zu erhellen, Schweres aufzuheben, Mutlosigkeit in Hoffnung zu verwandeln.

Das Wirken des Heiligen Geistes bleibt uns Geheimnis, es ist weder machbar noch manipulierbar, es kann ersehnt und erbeten werden, letztendlich aber ereignet sich Gnade bedingungslos und frei. Mit unserem weltlichen Ich sind wir es gewohnt, entweder unseren Willen zur Erlangung bestimmter Ziele einzusetzen, oder wir versuchen, unsere Ziele über geschickte Spiele oder Manipulationen zu erreichen.

Dem Wirken der Gnade stehen wir nicht als *Tuende*, sondern ausschließlich als *Seiende* gegenüber. Wir müssen unseren Machtwillen endgültig beiseite legen.

Wir werden zu Empfangenden. Die Kraft des Weiblichen führt uns in die Nähe der *Empfängnis*. Das Wahrhaftige und Echte in unserem Erleben und Sein und die Hingabe an das Schwere und Dunkle, verbunden mit der wahrhaftigen Bitte um Hilfe, sind Türen, die sich uns öffnen, so daß Gnade sich ereignen kann. Vielleicht ist es uns möglich, uns so ein Stück weit empfänglich zu machen und uns dem Gnadenvollen zuzuwenden.

# Dank

Wir möchten nun all denen Dank sagen, die es ermöglichten, daß auch dieses Buch erscheinen konnte.

Da war ganz zu Beginn die Anregung von Frau Walter vom Verlag Herder, die uns das Gefühl gab, daß Trauernden durch eine solche Textsammlung möglicherweise ein wenig Licht oder etwas Heilendes zukommen kann.

Ganz besonders dankbar erinnern wir uns all der vielen trauernden Menschen, die uns vertrauensvoll und mit großer Offenheit an ihren innersten Prozessen teilnehmen ließen und über die wir lernten, uns mit dem Wesen der Trauer und der Tröstung vertieft auseinanderzusetzen. Sie alle mögen das Erscheinen dieses Buches als kleinen Dank für ihre Offenheit nehmen.

Dann danken wir all den Unbekannten, die sich ringend, schreibend und dichtend diesem Thema zuwandten. Sie schenkten uns diesen besonderen Reichtum an Gedanken und Empfindungen, an Schönheit und Tiefe in Ausdruck und Gestalt.

Nicht zuletzt danken wir auch Tamara Appel für ihre ernsthafte Auseinandersetzung mit den Texten und ihre Anregungen zu Korrekturen.

Auch die beiden Verfasserinnen wollen es nicht versäumen, einander für die schönen, intensiven und lebendigen Stunden der gemeinsamen Arbeit zu danken. Diese Sammlung von Texten konnte deshalb gelingen, weil die innere Blickrichtung eine gemeinsame ist. Es ist uns bewußt, daß wir dieses Buch einem reichen kulturellen und geistigen Fundus verdanken, aus dem wir schöpften und dem wir uns in Dankbarkeit verbunden wissen.

Stuttgart, im Oktober 1997

# Quellennachweis


Arp, Hans: Gesammelte Gedichte, Band II: Gedichte 1939–1957. Limes Verlag. Wiesbaden
Texte von Seite: 138, 139

Bhagavadgita: Verlag Philipp Reclam. Stuttgart o. J. (Reclams UB 7874).
Text von Seite: .125

Bock, Emil: Wiederholte Erdenleben: die Wiederverkörperungsidee. Verlag Urachhaus. Stuttgart $^{7}$1996.
Text von Seite: .157

Bonhoeffer, Dietrich: Widerstand und Ergebung. Chr. Kaiser / Gütersloher Verlagshaus. Gütersloh $^{16}$1997 (KT 100).
Texte von Seite: .147, 172

Brentano, Clemens. In: Das große deutsche Gedichtbuch, a. a. O.
Text von Seite: 79

Buchmann, Knud E.: Flügelschlag der Seele. Verlag Herder. Freiburg 1995.
Text von Seite: 175

Das große deutsche Gedichtbuch. Herausgegeben von Karl Otto Conrady. Verlag Artemis & Winkler. München $^{2}$1993.

Dauthendey, Max. In: Das große deutsche Gedichtbuch, a. a. O.
Text von Seite: 52

Dermout, Maria. In: Nicolas Wolterstorff, a. a. O.
Text von Seite: 40

Dethlefsen, Thorwald: Das Leben nach dem Leben. © 1974 C. Bertelsmann Verlag GmbH. München.
Text von Seite: 127

Deutsche Gedichte. Herausgegeben von Karl Carstens. C. Bertelsmann Verlag. München 1983.

Deutsche Liebeslyrik. Herausgegeben von Hans Wagener. Verlag Philipp Reclam. Stuttgart 1995.

Domin, Hilde: Gesammelte Gedichte. © S. Fischer Verlag GmbH. Frankfurt am Main 1987.
Text von Seite: 19

Dreissig, Georg: Leben mit den Verstorbenen. In: Hans-Werner Schroeder, Die Christengemeinschaft. Verlag Urachhaus. Stuttgart 1990.
Text von Seite: 160

Drewermann, Eugen: Das Eigentliche ist unsichtbar. Der Kleine

Prinz tiefenpsychologisch gedeutet. Verlag Herder. Freiburg $^{11}$1997 (Herder/Spektrum Band 1068).
Texte von Seite: 50, 141

Drewermann, Eugen: Das Markusevangelium. © Walter-Verlag. Zürich $^{6}$1990 (Band 1) / $^{3}$1990 (Band 2).
Texte von Seite: 24, 97, 122, 164, 175

Drewermann, Eugen: Ich steige hinab in die Barke der Sonne. Meditationen zu Tod und Auferstehung. © Walter-Verlag. Zürich $^{6}$1993.
Texte von Seite: 87, 93, 94

Drewermann, Eugen: Psychoanalyse und Moraltheologie. Band 2. Matthias-Grünewald Verlag. Mainz o. J. © Prof. Dr. Eugen Drewermann.
Text von Seite: 90

Drewermann, Eugen: Tiefenpsychologie und Exegese II. © Walter-Verlag. Zürich $^{4}$1992.
Text von Seite: 92

Fichte, Johann Gottlieb. In: Frieda M. Reuschle, Tod wird Leben. Stimmen der Meister. J. Ch. Mellinger Verlag. Stuttgart $^{10}$1994.
Text von Seite: 129

Fritsch, Julie / Sherokee, Ilse: Unendlich ist der Schmerz. Eltern trauern um ihr Kind ... Kösel Verlag. München 1995.
Texte von Seite: 35, 78

Geistliche Gedichte. Insel Verlag. Frankfurt am Main 1983 (insel taschenbuch 668).

Gibran, Khalil: Gedanken des Meisters. © Walter Verlag. Zürich o. J.
Text von Seite: 125

Gibran, Khalil: Im Garten des Propheten. © Walter Verlag. Zürich o. J.
Texte von Seite: 117, 134

Hampe, Johann Christoph: Sterben ist doch ganz anders. Gütersloher Verlagshaus. Gütersloh $^{4}$1995 (GTB 964).
Text von Seite: 164

Hark, Helmut: Träume vom Tod: Trauerarbeit und seelische Wandlung. Kreuz Verlag. Stuttgart 1987.
Text von Seite: 112

Haushofer, Albrecht: Moabiter Sonette. © Deutscher Taschenbuch Verlag. München 1976.
Text von Seite: 149

Hebbel, Friedrich. In: Das große deutsche Gedichtbuch, a. a. O.
Text von Seite: 155

Heimeran, Ernst. In: Hans-Werner Schroeder, Die Christengemeinschaft. Verlag Urachhaus. Stuttgart 1990.
Text von Seite: 160

Hellinger, Bert: Finden was wirkt. Kösel Verlag. München 1993.
Text von Seite: 41
Hesse, Hermann: Bäume. Gesammelte Werke. © Suhrkamp Verlag. Frankfurt am Main 1970.
Text von Seite: 40
Hesse, Hermann: Die Hölle ist überwindbar. Gesammelte Werke. © Suhrkamp Verlag. Frankfurt am Main 1970.
Texte von Seite: 42, 43, 163, 167
Hesse, Hermann: Die Morgenlandfahrt. Gesammelte Werke. © Suhrkamp Verlag. Frankfurt am Main 1970.
Text von Seite: 70
Hesse, Hermann: Gesammelte Werke. © Suhrkamp Verlag. Frankfurt am Main 1970.
Text von Seite: 154
Hesse, Hermann: Mein Glaube. Eine Dokumentation: Betrachtungen, Briefe, Rezensionen und Gedichte. Herausgegeben von Siegfried Unseld. Gesammelte Werke. © Suhrkamp Verlag. Frankfurt am Main 1970.
Text von Seite: 96
Hesse, Hermann: Musik des Einsamen. Gesammelte Werke. © Suhrkamp Verlag. Frankfurt am Main 1970.
Text von Seite: 33
Hesse, Hermann: Narziß und Goldmund. Gesammelte Werke. © Suhrkamp Verlag. Frankfurt am Main 1970.
Text von Seite: 140
Hesse, Hermann: Tractat vom Steppenwolf. Gesammelte Werke. © Suhrkamp Verlag. Frankfurt am Main 1970.
Text von Seite: 71
Hillringhaus, Friedrich Herbert (Hg.): Brücke über den Strom. Mitteilungen aus dem Leben nach dem Tode. Novalis Verlag. Schaffhausen $^{4}$1994.
Text von Seite: 131
Hölderlin, Friedrich. In: Deutsche Liebeslyrik, a.a.O.
Text von Seite: 97
Inayat Khan, Hazrat: Gayan - Vadan - Nirtan. Neuausgabe. Verlag Heilbronn. Heilbronn 1996.
Text von Seite: 165
Inayat Khan, Hazrat: Sufi-Weisheiten: Aphorismen. Verlag Heilbronn. Heilbronn $^{3}$1993.
Text von Seite: 97
Inayat Khan, Hazrat: Wanderer auf dem inneren Pfad. Verlag Herder. Freiburg 1986 (Herder Band 1320).
Texte von Seite: 123, 166

Jampolsky, Gerald G.: Die Kunst zu vergeben. Kösel Verlag. München 1985.
Texte von Seite: 91, 92
Kaléko, Mascha: Verse für Zeitgenossen. Rowohlt Verlag. Reinbek 1980. © Gisela Zoch-Westphal.
Text von Seite: 65
Kaschnitz, Marie Luise: Gedichte. Suhrkamp Verlag. Frankfurt am Main 1993 (Bibliothek Suhrkamp Band 436).
Text von Seite: 52
Kaschnitz, Marie Luise: Kein Zauberspruch. Gedichte. © Insel Verlag. Frankfurt am Main 1972.
Texte von Seite: 50, 124, 139
Kaschnitz, Marie Luise: Tage, Tage, Jahre. © Insel Verlag. Frankfurt am Main 1992.
Texte von Seite: 88, 159
Kaschnitz, Marie Luise: Überallnie. Gedichte. © 1965 Claassen Verlag. Hamburg (jetzt Hildesheim).
Texte von Seite: 22, 54, 55, 102, 148, 154
Kaschnitz, Marie Luise: Wohin denn ich. © 1963 Claassen Verlag. Hamburg (jetzt Hildesheim).
Text von Seite: 21
Kast, Verena: Trauern. Kreuz Verlag. Stuttgart 1982.
Text von Seite: 174
Kerner, Justinus. In: Geistliche Gedichte, a.a.O.
Text von Seite: 56
Kierkegaard, Sören. In: Werner Koch (Hg.). Vom Tod. Ein Lesebuch für jedermann. Insel Verlag. Frankfurt am Main 1987 (insel taschenbuch 1037).
Text von Seite: 118
King, Martin Luther. In: Frieda M. Reuschle (Hg.). Bruder Mensch. Stimmen der Meister. J. Ch. Mellinger Verlag. Stuttgart $^{4}$1993.
Texte von Seite: 93, 95
Knöpfli-Widmer, Charlotte: Die Kraft der Trauer. Amboss-Verlag 1990. Sankt Gallen in CH 9434 Au.
Text von Seite: 87
Kollwitz, Käthe: Briefe an den Sohn. Herausgegeben von Jutta Böhnke-Kollwitz. Siedler Verlag. Berlin 1992.
Text von Seite: 68
Kraus, Karl: Schriften in 12 Bänden. Herausgegeben von Christian Wagenknecht. Band 9. © Suhrkamp Verlag. Frankfurt am Main 1989.
Text von Seite: 103
Kyber, Manfred: Die drei Lichter der kleinen Veronika. Der

Roman einer Kinderseele in dieser und jener Welt. Drei Eichen Verlag. Hammelburg $^{12}$1997.
Text von Seite: 132

Kyber, Manfred: Genius Astri. 34 Dichtungen. Drei Eichen Verlag. Hammelburg $^{6}$1995.
Texte von Seite: 123, 130

Lasker-Schüler, Else: Gedichte 1902–1943. © Suhrkamp Verlag Frankfurt am Main 1996.
Texte von Seite: 64, 88, 157

Levine, Stephen und Andrea: In Liebe umarmen. Context Verlag. Bielefeld 1995.
Text von Seite: 95

Levine, Stephen: Sein lassen. Context Verlag. Bielefeld 1992.
Texte von Seite: 38, 42, 93

Levine, Stephen: Wege durch den Tod. Context Verlag. Bielefeld 1997.
Texte von Seite: .33, 34, 51, 67, 68

Lucia, Sr.: Mit großen Denkern das Leben meistern. Verlag Styria. Graz -Wien - Köln 1980.
Texte von Seite: 26, 69

Meyer, Conrad Ferdinand. In: Deutsche Gedichte, a. a. O.
Text von Seite: 134

Mitscherlich-Nielsen, Margarete: Die Toten antworten nicht mehr. In: Hans Jürgen Schultz (Hg.). Trennung, a. a. O.
Text von Seite: 105

Moody, Raymond A.: Leben nach dem Tod. Deutsch: Liselotte Metzner / Hermann Gieselbusch. © 1977 by Rowohlt Verlag GmbH. Reinbek.
Text von Seite: 129

Mühlbauer, Josef: Jenseits des Sterbens. Verlag News Service. Bonn 1978.
Text von Seite: 113

Naegeli, Sabine: Du hast mein Dunkel geteilt. Gebete an unerträglichen Tagen. Verlag Herder. Freiburg $^{16}$1997.
Texte von Seite: 39, 146

Neruda, Pablo: Zwanzig Liebesgedichte. Das lyrische Werk. Band I, S. 785. © 1984 by Nachlaß von Pablo Neruda, © der deutschsprachigen Ausgabe: Luchterhand Literaturverlag GmbH. München.
Text von Seite: 172

Novalis (Friedrich von Hardenberg): Werke. Verlag Hoffmann und Campe. Hamburg 1959.
Texte von Seite: 66, 72, 118, 157

Philipe, Anne: Nur einen Seufzer lang. © 1964 by Rowohlt Verlag GmbH. Reinbek.
Texte von Seite: 38, 80, 171

Rilke, Rainer Maria: Briefe an Gräfin Sizzo. Insel Verlag. Frankfurt am Main 1977.
Texte von Seite: 13, 41

Rilke, Rainer Maria: Briefe. 3 Bände. Insel Verlag. Frankfurt am Main 1987 (insel taschenbuch 867).
Texte von Seite: 20, 25, 42, 44, 71, 106

Rilke, Rainer Maria: Das Buch der Bilder. Suhrkamp Verlag. Frankfurt am Main 1996 (suhrkamp taschenbuch 2689).
Text von Seite: 176

Rilke, Rainer Maria: Gedichte. Insel Verlag. Frankfurt am Main 1993.
Texte von Seite: 114, 115

Rilke, Rainer Maria: In einem fremden Park. Insel Verlag. Frankfurt am Main 1996 (insel taschenbuch 1820).
Text von Seite: 117

Rilke, Rainer Maria: Lektüre für Minuten. Gedanken aus seinen Büchern und Briefen. Herausgegeben von Ursula und Volker Michels. Insel Verlag. Frankfurt am Main [12]1996 (insel taschenbuch 1879).
Texte von Seite: 23, 45, 90, 173

Rilke, Rainer Maria: Sämtliche Werke. 5 Bände. Insel Verlag. Frankfurt am Main 1987 (insel taschenbuch 1101–1106).
Texte von Seite: 27, 53, 55, 114, 155

Rinser, Luise: Erstveröffentlichung aus einem Gespräch zwischen Luise Rinser und Bogdan Snela am 7.11.1992. In: Fließendes Licht. Ein Lesebuch. Herausgegeben von Bogdan Snela und Ute Zydek. Kösel Verlag. München [2]1993.
Text von Seite: 71

Rinser, Luise: Septembertag (Auszug). © S. Fischer Verlag. Frankfurt am Main 1964.
Text von Seite: 140

Rittelmeyer, Friedrich: Gemeinschaft mit den Verstorbenen. Verlag Urachhaus. Stuttgart [9]1983.
Text von Seite: 148

Rodenbach, Georges: Das tote Brügge 1892. Übersetzt von Friedrich von Oppeln-Bronikowski 1903.
Text von Seite: 79

Rosenberg, Alfons: Allein mit Mozart. In: Hans Jürgen Schultz (Hg.), Einsamkeit, a.a.O.
Text von Seite: 25

Rückert, Friedrich. In: Geistliche Gedichte, a. a. O.
Text von Seite: 37

Rückert, Friedrich: Werke. Band 1. Herausgegeben von Annemarie Schimmel. Insel Verlag. Frankfurt am Main 1987 (insel taschenbuch 1022).
Texte von Seite: 36, 66, 79, 80, 88, 103

Rückert, Friedrich: Werke. Band 2. Herausgegeben von Annemarie Schimmel. Insel Verlag. Frankfurt am Main 1987 (insel taschenbuch 1023).
Text von Seite: 167

Sachs, Nelly: Fahrt ins Staublose. Die Gedichte der Nelly Sachs. © Suhrkamp Verlag Frankfurt am Main. o. J.
Text von Seite: 140

Schubart, Christian Friedrich Daniel. In: Geistliche Gedichte, a. a. O.
Text von Seite: 67

Schultz, Hans Jürgen (Hg.): Einsamkeit. Kreuz Verlag. Stuttgart 1980.

Schultz, Hans Jürgen (Hg.): Trennung. Kreuz Verlag. Stuttgart 1985.

Schultz, Hans Jürgen: Das Leben leise lernen. © 1997 Benziger Verlag Zürich und Düsseldorf.
Text von Seite: 26

Seidel, Ina: Gedichte. © 1955 Deutsche Verlags-Anstalt GmbH. Stuttgart.
Texte von Seite: 53, 102, 115, 116, 159, 165, 166

Seifert, Theodor, Wachstum ist Alleinsein. In: Hans Jürgen Schultz (Hg.), Einsamkeit, a. a. O.
Text von Seite: 22

Sölle, Dorothee: Leiden. Kreuz Verlag. Stuttgart 1973.
Texte von Seite: 24, 41, 44

Sprenger, Werner: Überprüfung eines Abschieds. Prosa. Nie/nie/-sagen-Verlag. Konstanz ⁵1981.
Text von Seite: 156

Steindl-Rast, David: Fülle und Nichts: die Wiedergeburt der christlichen Mystik. Dianus-Trikont Verlag. München 1985.
Text von Seite: 149

Steiner, Rudolf: Das esoterische Christentum und die geistige Führung der Menschheit. Rudolf Steiner Verlag. Dornach ⁴1995 (GA 130). S. 186.
Text von Seite: 126

Steiner, Rudolf: Geistige Hierarchien und ihre Widerspiegelung in der physischen Welt. Rudolf Steiner Verlag. Dornach ⁷1991 (GA 110). S. 182.
Text von Seite: 45

Steiner, Rudolf: Menschliche und menschheitliche Entwicklungswahrheiten. Rudolf Steiner Verlag. Dornach $^{2}$1982 (GA 176).
Text von Seite: 114

Steiner, Rudolf: Unsere Toten. Rudolf Steiner Verlag. Dornach $^{2}$1984 (GA 261). S. 20.
Texte von Seite: 155, 164

Storm, Theodor. In: Das Buch der Gedichte. Zusammengestellt von Marianne Hochmuth. C. Bertelsmann Verlag. Gütersloh 1963.
Text von Seite: 36

Tagore, Rabindranath: Gitanjali. © Hyperion-Verlag. Freiburg 1958.
Text von Seite: 77

Teresa von Avila: Wege zum Gebet. Eine Textauswahl. Ausgewählt und übersetzt von Irene Behn. Benziger Verlag. Köln $^{5}$1992.
Text von Seite: 126

Uhland, Ludwig. In: Geistliche Gedichte, a.a.O.
Text von Seite: 56

Ulrich, Anton. In: Geistliche Gedichte, a.a.O.
Text von Seite: 35

Wolterstorff, Nicolas: Klage um einen Sohn. Verlag Vandenhoeck & Ruprecht. Göttingen 1988.
Texte von Seite: 21, 85

**Anmerkung des Verlages:**

Wir danken den Verlagen und Rechtinhabern für die Erteilung der Abdruckgenehmigungen. Bei einigen Texten war es trotz gründlicher Recherchen nicht möglich, die Inhaber der Rechte ausfindig zu machen. Honoraransprüche bleiben bestehen.

Mechthild Voss-Eiser

**„Noch einmal sprechen von der Wärme des Lebens ..."**

Texte aus der Erfahrung von Trauernden

Band 4559

Starke Texte wider das Vertrösten und Verdrängen, die Trauernden aus der Seele sprechen.

Leonard Felder

**Da sein, wenn wir gebraucht werden**

Hilfen für Schwerkranke und ihre Angehörigen

Band 4541

„... ein wundervolles Buch: durchdacht, fundiert, umfassend" (Elisabeth Kübler-Ross). Mit aktuellen Tips und Adressen.

Daniela Tausch-Flammer

**Sterbenden nahe sein**

Was können wir noch tun?

Band 4508

Im Umgang mit sterbenden Angehörigen sind wir oft sehr hilflos. Erfahrungsberichte und Denkanstöße.

Ruth Eder

**Ich spür noch immer ihre Hand**

Wie Frauen den Tod ihrer Mutter bewältigen

Band 4447

Erwachsene Töchter erzählen von Sehnsüchten, vom Ringen um Liebe und vom warmen Kontakt: offen, schmerzlich und bewegend.

Verena Kast

**Sich einlassen und loslassen**

Neue Lebensmöglichkeiten bei Trauer und Trennung

Band 4261

Den Blick nach vorn richten, eine neue Lebens-Leidenschaft entwickeln: Das sind Chancen, die das Leben auch im Loslassen reicher machen.